LES ACTUALITÉS MÉDICALES



# *Le Traitement des Anémies*

# LES ACTUALITÉS MÉDICALES

Collection de volumes in-16, de 96 pages, cartonnés. Chaque volume : 1 fr. 50

**APERT.** *Les Enfants retardataires.*
— *La Goutte et son traitement.*
**AUVRAY.** *Diagnostic de l'Appendicite.*
**BARBIER et ULMANN.** *La Diphtérie.*
**BÉCLÈRE.** *Les Rayons de Röntgen et le Diagnostic des Maladies*, 3 vol.
**BERNARD (Léon).** *Le Pneumothorax artificiel.*
**BORDIER.** *Les Rayons N et les Rayons N1.*
**BOUFFE DE SAINT-BLAISE.** *Les Auto-intoxications de la grossesse.*
**BRAQUEHAYE.** *La Gastrostomie.*
**BROUARDEL.** *Les Accidents du travail*, 2e éd.
**CARNOT.** *Les Régénérations d'organes.*
**CATHELIN.** *Le Cloisonnement vésical.*
**CERNÉ et DELAFORGE.** *La Radioscopie clinique de l'estomac.*
**CHANTEMESSE et BOREL.** *Mouches et Choléra.*
— *Moustiques et Fièvre jaune.*
**CHAVANNE.** *Le Traitement de la Surdité.*
**CLAUDE.** *Cancer et Tuberculose.*
**COLLET.** *L'Odorat et ses Troubles.*
**COURMONT et DOYON.** *Le Tétanos.*
**CRÉMIEU.** *Radiothérapie dans les maladies du sang.*
**DAUSSET.** *La Chaleur et le Froid en thérapeutique.*
**DELHERM et LAQUERRIÈRE.** *L'Ionothérapie.*
**DENY et CAMUS.** *Les Folies intermittentes.*
**DENY et ROY.** *La Démence précoce.*
**DOR.** *La Fatigue oculaire.*
**EMERY.** *Traitement de la syphilis*, 2e édit.
**ENRIQUEZ et SICARD.** *Les Oxydations de l'Organisme.*
**FRAIKIN.** *Déséquilibre du ventre et névropathies consécutives.*
**FROUSSARD.** *Le Traitement de la Constipation*, 2e édit.
**GAREL.** *Le Rhume des Foins.*
**GASTOU.** *L'Ultramicroscope*, 2e édit.
— *Les Maladies du Cuir chevelu*, 2e édit.
— *Hygiène du Visage.*
**GASTOU et GIRAULD.** *Diagnostic de la Syphilis.*
**GAULTIER.** *Exploration du Tube digestif.*
— *Calculs biliaires et Pancréatites.*
— *Les Dilatations de l'Estomac.*
— *Les Opsonines*, 2e édit.
**GILBERT et LION.** *La Syphilis de la Moelle.*
**GILLES DE LA TOURETTE.** *Les Myélites syphilitiques.*
**GLEY.** *Les sécrétions internes.*
**GOUGET.** *L'Artériosclérose et son traitement*, 2e édit.
**GRASSET.** *Diagnostic des Maladies de la Moelle*, 3e édit.
**GRASSET.** *Diagnostic des Maladies de l'Encéphale*, 2e édit.
**GUISEZ.** *Trachéobronchoscopie et Œsophagoscopie.*
**JAUBERT.** *La Pratique Héliothérapique.*
**HORAND.** *Syphilis et Cancer.*
**JOSUÉ.** *La Sémiologie cardiaque actuelle.*
**JOUAUST.** *Les Traitements des Entérites.*
**KEIM.** *Les Médications nouvelles en obstétrique.*
**LABBÉ (H.).** *Médications reconstituantes.*
— *La Diathèse urique.*
**LABBÉ (M.).** *Le Cytodiagnostic*, 2e édit.
— *Le Sang*, 2e édit.
**LANNOIS et POROT.** *Les Thérapeutiques récentes dans les maladies nerveuses.*
**LAROCHE, RICHET FILS, SAINT-GIRONS,** *L'anaphylaxie alimentaire.*
**LEGUEU.** *Le Rein mobile.*
**LE NOIR.** *L'Obésité et son traitement.*
**LÉPINE.** *Le Diabète*, 2 vol., 2e édit.
**LÉVY et BAUDOUIN.** *Les Névralgies.*
**LIPPMANN.** *Le Pneumocoque.*
**MARFAN.** *Le Rachitisme.*
**MAUBAN.** *L'Arthritisme.*
— *L'Acétonurie et son traitement.*
**MILIAN.** *Traitement de la Syphilis par le 606*, 2e édit.
**MINET et LECLERCQ.** *L'Anaphylaxie.*
**MOSNY.** *La Protection de la santé publique.*
**MOUCHET.** *Chirurgie intestinale d'urgence.*
**NATTAN-LARRIER.** *Les Médications préventives.*
**NICOLAS et JAMBON.** *Hygiène de la peau et du cuir chevelu.*
**OPPENHEIM et LŒPER.** *La Médication surrénale.*
**PAUCHET.** *Chirurgie des Voies biliaires.*
**PÉHU.** *L'Alimentation des enfants malades.*
**POUSSON.** *Traitement chirurgical des Néphrites médicales.*
**RAIMONDI.** *Puériculture et Pouponnières.*
— *L'Allaitement.*
**REGIS et VERGER.** *La Paralysie générale traumatique et les Accidents du travail.*
**RÉGNIER.** *La Mécanothérapie.*
— *Radiothérapie et Photothérapie.*
**RICHE.** *Les États neurasthéniques.*
**ROUX (J.).** *Les Névroses traumatiques.*
**SACQUÉPÉE.** *Les Empoisonnements alimentaires.*
**SAINTON et DELHERM.** *Les Traitements du Goitre exophtalmique.*
**SÉZARY.** *Tuberculinothérapie et Sérothérapie antituberculeuse.*
**SPRINGER.** *Traitement des troubles des arrêts de croissance.*
**TEISSIER.** *Les Albuminuries curables.*
**TRIBOULET et COYON.** *Le Rhumatisme articulaire aigu en bactériologie.*
**UTEAU.** *La petite chirurgie urinaire.*
**VAQUEZ et AUBERTIN.** *Traitement des anémies.*
**VASCHIDE et PIERON.** *Psychologie du rêve.*
**VILLEMIN.** *Le Canal vagino-peritonéal.*
**WICKHAM et DEGRAIS.** *Le Radium dans le traitement du Cancer.*
**WIDAL et JAVAL.** *La Cure de Déchloruration*, 2e édit.
**ZIMMERN.** *La Fulguration.*
**ZIMMERN et TURCHINI.** *Courants de haute fréquence et d'Arsonvalisation.*

*LES ACTUALITÉS MÉDICALES*

# *Le Traitement des Anémies*

PAR LES DOCTEURS

**H. VAQUEZ** et **Ch. AUBERTIN**

Professeur agrégé à la Faculté de médecine de Paris, Médecin de l'hôpital Saint-Antoine.

Médecin des hôpitaux de Paris.

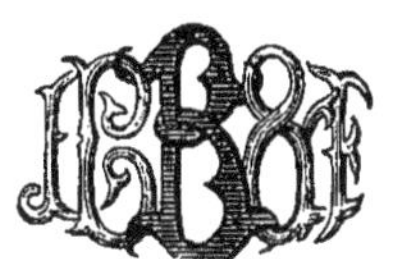

PARIS

*LIBRAIRIE J.-B. BAILLIÈRE ET FILS*

19, RUE HAUTEFEUILLE, 19

1914

# TRAITEMENT DES ANÉMIES

## PRÉFACE

Le traitement des anémies graves qui, il y a une dizaine d'années, était presque réduit à la seule médication arsenicale, s'est considérablement enrichi depuis peu : l'opothérapie médullaire, l'opothérapie sanguine, la radiothérapie, et tout récemment la transfusion et la splénectomie, pour ne citer que les méthodes les plus connues, ont donné d'indéniables résultats thérapeutiques. Mais ces méthodes sont si nombreuses que le médecin se trouve souvent embarrassé, ne sachant à laquelle recourir pour traiter une anémie grave : l'heure est venue, croyons-nous, de faire une revue d'ensemble de la valeur de tous ces procédés, — revue que nous essayerons de rendre la plus vivante possible en publiant des observations caractéristiques et suivies pendant longtemps, et dont un grand nombre sont inédites.

Nous nous efforcerons de préciser les conditions de succès et d'échec de ces différentes méthodes, selon les cas envisagés, de dégager ainsi les éléments du pronostic.

En ce qui concerne les chloro-anémies, — ou anémies caractérisées plus par l'abaissement de l'hémoglobine que par l'abaissement du chiffre globulaire, — leur traitement reste toujours le même que naguère et nous avons donné moins d'étendue à ce chapitre, qui pourtant comporte quelques points nouveaux (chloro-anémie infantile, chloro-anémies symptomatiques).

# CHLORO-ANÉMIES

## CHLOROSE.

En face d'un cas typique de chlorose, survenant chez une jeune fille de seize à dix-huit ans, s'accompagnant de disparition des règles, de pâleur cireuse, de souffles cardiaques et de souffles vasculaires, de dyspnée légère et de troubles digestifs, nous avons à notre disposition trois sortes de moyens : le repos et l'hygiène, le régime, et les médicaments. Ils s'efforcent de combattre : les deux premiers, l'ensemble des causes occasionnelles et le surmenage ; le troisième, les symptômes hématiques prédominants.

**Repos et hygiène.** — A M. Hayem revient le mérite d'avoir montré l'influence bienfaisante du *repos au lit.* M. Duguet prétend même que par ce seul traitement les chlorotiques guérissent aussi vite, qu'elles aient ou non été traitées par le fer.

Ce repos doit être absolu, durer au moins quinze jours à trois semaines dans les cas moyens, cesser progressivement. Il ne saurait être efficace s'il ne s'accompagne pas de l'absence de préoccupations intellectuelles ou morales. Les chlorotiques le recherchent d'ailleurs spontanément, et c'est leur infliger un véritable martyre que leur prescrire l'exercice et les douches comme certains médecins le font encore. Le repos devra être observé au lit et non sur la chaise longue ; on interdira les lectures prolongées et souvent les visites.

**Régime.** — Il faut alimenter la chlorotique, mais en évitant le surmenage gastrique, et d'une façon progressive : on instituera pendant quelques jours le régime lacté intégral, on ajoutera ensuite quelques aliments facilement tolérés : œufs, viande crue, et on arrivera à la suralimentation au bout de quinze jours ou trois semaines.

A ce moment on recommandera les aliments riches en fer (jaune d'œuf viande de bœuf, boudin s'il est toléré, son de froment ou d'avoine, choux et surtout épinards). Voici un exemple de menu :

8 heures : bouillie au lait.

Midi : viande grillée, purée de légumes, entremets, fruits cuits, pain grillé. Comme boisson, de l'eau et, à la fin du repas, un peu de bordeaux rouge pur.

4 heures : lait, thé léger, gâteaux secs.

7 heures : potage maigre avec un jaune d'œuf, viande blanche ou poisson maigre, légume vert (épinards, salades cuites, choux), entremets, compote de fruits.

*Aliments interdits :*

Viandes faisandées ;

Salades crues ou mets vinaigrés ;

Epices et condiments.

L'état de l'estomac peut d'ailleurs exiger des précautions spéciales et l'analyse du suc gastrique pourra guider dans les cas d'intolérance.

Souvent il y a dyspepsie et atonie stomacale : ici le régime doit être sévère et le nombre de repas plus réduit (Hayem). Trois ou quatre prises d'aliments suffisent, composées de lait et de viande crue. Le massage abdominal est souvent utile, le lavage de l'estomac l'est rarement. Ce traitement sera suivi pendant deux ou trois semaines avant l'institution du traitement ferrugineux qu'on ne tentera qu'au moment de la reprise d'une alimentation subnormale.

Chez les hypopeptiques par gastrite mixte atrophique on pourra faire suivre assez rapidement un régime moins sévère d'une manière précoce ; on fera prendre pendant quelque temps du képhyr. Enfin on prescrira une petite quantité d'acide chlorhydrique : un verre à liqueur d'une limonade ainsi composée :

| | | |
|---|---|---|
| Acide chlorhydrique................. | 5 | grammes. |
| Sirop de sucre.......................... | 100 | — |
| Eau.................................... | 1 000 | — |

qu'on donnera une demi-heure après le repas où le fer est administré.

En règle générale, toutes les fois que le lait est mal toléré il sera remplacé par le képhyr et la viande crue.

**Fer.** — C'est, par excellence, le spécifique de la chlorose, car il permet aux globules de reconstituer leur hémoglobine. Il est d'ailleurs, semble-t-il, plus actif que l'hémoglobine elle-même.

Faut-il employer les préparations organiques ou inorganiques du fer? Ce problème a été éclairé par les recherches de Bunge sur l'assimilation du fer sous ces deux formes.

En ce qui concerne le fer *organique*, Bunge a montré qu'il existait dans le jaune d'œuf sous forme d'une substance contenant le métal à l'état de combinaison organique difficilement décelable (hématogène). D'autre part, on retrouve dans le foie des mammifères une nucléo-albumine contenant du fer (hépatine de Zaleski, ferratine de Schmiedeberg). Ces substances organiques sont différentes des sels de fer par certaines de leurs réactions chimiques.

Le fer *inorganique* introduit dans l'organisme est absorbé au niveau de l'intestin ; il s'élimine très peu par l'urine, assez peu par la bile, et surtout par les sécrétions intestinales ; mais cette excrétion se fait au bout d'un certain temps et avec lenteur : c'est que le fer se dépose dans certains organes (foie surtout) en attendant son élimination.

On a pu prouver et par l'analyse chimique et par l'analyse histologique (Kunkel, Quincke) que la médication martiale augmentait réellement les réserves organiques de fer. Dans ces conditions, non seulement ces réserves augmentent dans le foie et la rate, mais le sang lui-même devient plus riche en fer (1), ce qui prouve bien que le fer est réellement utilisé par l'organisme pour la fabrication de l'hémoglobine.

On a dit, il est vrai, que le fer inorganique agirait seulement comme stimulant des fonctions hématopoïétiques, le fer organique étant seul assimilé. Cela est possible, mais peu nous importe, puisque le résultat est le même, et nous pourrons nous en tenir, physiologiquement et pratiquement, aux préparations martiales inorganiques.

Les composés organiques répondent aux idées théoriques précédentes. Ce sont :

Les solutions de *peptonate de fer*;

La *ferratine* de Schmiedeberg ;

L'*hémol*, obtenu en agitant du sang de bœuf frais, défibriné et dilué avec de la poudre de zinc ; il est souvent incomplètement débarrassé de ce métal ;

L'*hématogène*, l'*hémoferrine*, qui représentent le caillot

(1) D'après les expériences de Bunge, on trouve les différences suivantes entre les viscères et le sang de deux chiens dont l'un a absorbé de l'albuminate de fer :

| | | | | |
|---|---|---|---|---|
| Foie.............. | Chien traité : | 0,031 | Témoin : | 0,004 |
| Rate............. | — | 0,004 | — | 0,001 |
| Sang............. | — | 0,040 | — | 0,025 |

séché dans le vide, n'offrent, comme certaines préparations extraites des végétaux, telles que le *ferrum spinaceum* retiré des épinards par Stosekein ou le *ferroplasma* retiré du *Rumex crispus*, aucun avantage, aucune supériorité démontrés.

Les composés inorganiques sont employés tous les jours et leurs résultats sont beaucoup mieux connus. Disons tout d'abord que d'après Hayem, et contrairement aux auteurs allemands, *le fer doit être donné à doses faibles et pendant le moins de temps possible*, aussi longtemps cependant que les altérations globulaires persistent. C'est au protoxalate de fer que l'on donnera la préférence.

Le *protoxalate de fer* (ou oxalate de protoxyde de fer) est le mieux toléré de tous les sels de ce métal. Il peut être administré en cachets de 10 centigrammes, seul ou associé à la même quantité de rhubarbe; ou en pilules, ou encore en paquets incorporés à de la purée de légumes.

On commencera par donner seulement 10 centigrammes par jour, en une seule fois, au milieu du repas de midi ; après huit ou dix jours, on donnera 15 centigrammes; pour Hayem, on ne devra pas dépasser 20 centigrammes; pourtant, nous avons souvent donné des doses de 30 et 40 centigrammes sans observer de troubles digestifs. Mais il est incontestable que les très fortes doses (au-dessus de 50 centigrammes par jour) n'ont aucun avantage et présentent de réels inconvénients.

En cas de troubles digestifs :

S'il y a simplement constipation, on l'associera à la rhubarbe ;

S'il y a intolérance gastrique légère, on y joindra de faibles doses d'acide chlorhydrique prises après le repas ;

S'il y a intolérance gastrique marquée, on devra ou suspendre la médication et améliorer l'état de l'estomac par le régime indiqué plus haut, ou avoir recours aux injections sous-cutanées.

Parmi les autres sels insolubles, nous mentionnerons :

La *limaille de fer porphyrisé*, mauvaise préparation, mal tolérée, donnant lieu à des éructations. On l'emploie à la dose de 5 à 10 centigrammes. Elle est avantageusement remplacée à la même dose par le *fer réduit* par l'hydrogène ;

Le *sous-carbonate de fer* ou safran de Mars apéritif (15 à 25 centigrammes avec de la rhubarbe).

Parmi les sels solubles :

Le *protochlorure de fer* se donnant en pilules de 10 centigrammes (2 ou 3 pilules par jour), qui est malheureusement altérable ;

Le *perchlorure de fer* ;

Le *tartrate ferrico-potassique*, qu'on pourra employer ainsi :

| | |
|---|---|
| Tartrate ferrico-potassique | 0 gr. 10 |
| Extrait de quinquina | ãã 0 gr. 05 |
| — de gentiane | |
| — de rhubarbe | |

Pour une pilule. Une ou deux à chaque repas.

Parmi les préparations composées (nous avons déjà signalé l'adjonction de rhubarbe), il faut noter l'adjonction d'astringents comme le *tanin* et les *sels de potasse* (Lauder Brunton). Cet auteur prescrit également la composition suivante :

| | |
|---|---|
| Liqueur de perchlorure de fer | XV gouttes. |
| Infusion de quassia | 30 grammes. |

A prendre dans la journée.

L'*acétate de fer* serait la préparation de choix dans les cas où le rein est touché ou suspect. On donne X à XX gouttes de teinture d'acétate de fer dans 15 grammes de liqueur d'acétate d'ammoniaque.

Mais la préparation composée la plus connue, d'ailleurs beaucoup plus employée à l'étranger qu'en France, est constituée par les *pilules de Blaud* qui comprennent du sulfate ferreux, du carbonate de potasse et de la gomme arabique. Elles renferment 15 centigrammes de fer, mais elles sont très lourdes (40 centigrammes), s'altèrent vite, et ne doivent pas être employées à fortes doses.

Il en est de même des *pilules de Vallet* dans lesquelles le carbonate de soude remplace le sel de potasse.

***Injections sous-cutanées.*** — Elles sont toujours plus ou moins douloureuses et assez peu employées. Pourtant il serait exagéré de dire que les injections de *citrate de fer*, par exemple, sont à proscrire : nous les avons employées parfois sans provoquer de fortes réactions locales, et nous pensons qu'on peut avoir recours à cette méthode en cas d'intolérance gastrique marquée ou lorsqu'on veut obtenir des effets rapides.

On emploie d'ordinaire les formules suivantes :

| | |
|---|---|
| Citrate de fer | 0 gr. 05 |

Pour 1 centimètre cube (une injection par jour).

ou, lorsque l'anémie est plus intense :

| | |
|---|---|
| Citrate de fer............................. | 0 gr. 05 |
| Arséniate de soude......................... | 0 gr. 001 |

On a préconisé également l'*hydrate ferrique colloïdal*, et le *fer colloïdal électrique* (Duhamel et Rebière). Ce colloïde se présente sous l'aspect d'un liquide ambré contenant 50 centigrammes de fer par litre ; on peut l'injecter sous la peau, dans les muscles ou par voie intraveineuse.

***Résultats de la médication martiale.*** — En général, nous le répétons, on pourra et on devra se borner au traitement *per os* par le protoxalate de fer. Les résultats seront parfois surprenants.

Au bout de huit jours, le visage peut se recolorer et l'appétit reparaître en partie ; au bout de quinze jours déjà on constate généralement que l'hémoglobine augmente ; bientôt le chiffre globulaire remonte, lui aussi. Mais, lorsque le sang est redevenu normal (après trois semaines à un mois dans les cas les plus favorables), il faut encore surveiller la malade et la surveiller tant que les règles ne seront pas redevenues normales.

Dans les formes légères, on se bornera à un repos presque complet avec sorties en voiture, régime alimentaire rationnel, protoxalate de fer à la dose de 20 centigrammes. Parfois, en dix à douze jours l'hémoglobine sera redevenue normale.

A la rigueur, on pourra, dans la chlorose, se contenter d'un seul examen hématologique complet au début : si le chiffre globulaire est peu abaissé, on pourra se contenter de suivre les effets du traitement par de simples dosages d'hémoglobine faits avec l'appareil de Gowers ou même celui de Tallqvist.

**Hémoglobine.** — On a beaucoup discuté pour savoir si l'hémoglobine était absorbée en nature ou transformée en fer par l'organisme ; dans le premier cas, ce serait évidemment le spécifique des chloro-anémies ; dans le second, elle n'agirait pas mieux que les autres préparations contenant du fer. Enfin on a même discuté sur la réalité de son absorption intestinale.

Malgré ces critiques, l'hémoglobine est journellement employée dans les chloro-anémies avec des résultats qui, à notre avis, ne sont pas supérieurs à ceux du fer ; mais il nous a semblé que, pour continuer l'action du fer après amélioration relative du malade et suspension du protoxalate, l'hémoglobine rendait de réels services.

Sous la forme solide, on emploiera seulement l'hémoglobine *cristallisée* en cachets, pilules, saccharolé, à la dose de 50 centigrammes à 2 grammes par jour.

Sous forme liquide, on prépare des sirops (hémoglobine Deschiens, Dalloz) ou des élixirs à faible teneur alcoolique (élixir Sangart) dont on prend un ou deux verres à liqueur par jour.

Ainsi employée, l'hémoglobine agit indiscutablement, plus peut-être sur l'état général que sur la composition du sang.

C'est, en tout cas, une méthode préférable à l'absorption de sang en nature, pris aux abattoirs, méthode populaire qui est toujours en grand honneur.

**Manganèse.** — Le manganèse fait partie intégrante du globule rouge, et l'on sait que Hannon distinguait, théoriquement, une chlorose par diminution du fer et une chlorose par diminution du manganèse. Potain donnait volontiers du manganèse aux chlorotiques qui supportaient mal le fer, aux chlorotiques dyspeptiques en particulier. Les résultats qu'il obtenait nous ont semblé peu convaincants.

**Arsenic.** — Contrairement à de nombreux auteurs, nous pensons que dans la chlorose typique, celle qui est caractérisée surtout par un abaissement de la valeur globulaire, l'arsenic est inutile et parfois nuisible.

Toutefois, dans les cas mixtes, c'est-à-dire lorsqu'il y a diminution simultanée des globules et de la valeur globulaire, l'arsenic pourra être employé, mais seulement après échec du fer et lorsque la valeur globulaire aura été ramenée à la normale. On donnera alors l'arsenic soit seul, soit associé au fer (cacodylate de fer), et l'on pourra voir rapidement survenir une guérison complète.

Mais, nous le répétons, dans les cas types, même si le chiffre globulaire est abaissé aux environs de 3 millions, le fer suffit non seulement à ramener l'hémoglobine à la normale, mais aussi à ramener à la normale le chiffre globulaire ; la guérison se produit alors en deux temps : d'abord retour de la valeur globulaire à la normale, ensuite augmentation du chiffre des globules qui conservent leur valeur globulaire normale.

Il n'en est pas de même dans les chloro-anémies symptomatiques, spécialement dans les chloro-anémies tuberculeuses où l'arsenic peut donner des succès remarquables.

**Opothérapie médullaire.** — Préconisée dans la chlorose par Billings et par Dixon Mann, elle a été étudiée par Gilbert et Garnier qui ont trouvé que les augmentations constatées portaient plutôt sur le nombre des globules que sur l'hémoglobine.

D'après notre opinion personnelle, il en est de l'opothérapie médullaire comme de la médication arsenicale. Il faut la réserver aux cas graves, à ceux où l'anémie est à la fois globulaire et hémoglobique ; — ces cas, d'ailleurs encore mal étudiés, ne sont pas si rares qu'on pourrait le croire d'après la description schématique de la chlorose.

**Opothérapie ovarienne.** — Les auteurs qui rattachent la chlorose à un trouble de la fonction ovarienne ont essayé de la traiter par l'opothérapie ovarienne. Spillmann, Étienne, Demange, Muret auraient obtenu quelques bons résultats. Cependant Gilbert et Weil n'ont observé aucune amélioration, et Gilbert a même cité un cas d'amélioration de la chlorose après castration.

Bestion de Camboulas a employé l'ovarine dans la chlorose, et il a eu de bons résultats en ce sens que plusieurs malades ont vu revenir leurs règles au bout d'un ou deux mois de traitement, avec une dose de 40 centigrammes d'extrait d'ovaire par jour.

Mais l'aménorrhée n'est qu'un des symptômes de la chlorose et il se peut qu'on puisse agir sur lui par l'opothérapie ovarienne sans modifier l'état du sang, ni l'état général.

**Eaux minérales.** — Les eaux minérales ferrugineuses (Auteuil-Passy, Forges-les-Eaux, Bussang, Spa et surtout Orezza) peuvent rendre de grands services, non pas pour remplacer le traitement martial médicamenteux, mais pour le compléter. D'après Hayem, cette cure produit une modification de la nutrition et par suite une modification de l'état apparent des chlorotiques ; mais le bénéfice qu'on en obtient est incomplet et passager et la lésion sanguine persiste parce que l'eau minérale est incapable de faire pénétrer, pendant la durée de la cure, une dose de fer suffisante dans l'organisme.

Et cependant il est incontestable que, après la première amélioration produite par le fer, une saison à Orezza ou à Spa donne des résultats favorables, à condition d'y mener une existence calme avec des exercices physiques modérés et progressifs.

Nous en dirons autant d'ailleurs des eaux arsenicales (La Bourboule, le Mont-Dore) qui agissent — après l'amélioration martiale — en stimulant la nutrition et en relevant l'état général.

La *mer* n'est pas spécialement indiquée, tout au moins pendant la période aiguë ; après la réparation du sang, elle rendra des services, mais il sera préférable de s'abstenir de bains. La *campagne* est peut-être plus utile, la *forêt* l'est presque toujours.

L'*altitude modérée* est utile, mais non nécessaire ; il en est de même des inhalations d'*oxygène*.

En somme, on pourra le plus souvent se contenter, pour compléter la cure, d'un séjour d'un mois à la campagne.

**Agents physiques.** — On peut employer les frictions partielles froides, pratiquées le matin au lit, successivement sur les quatre membres, et suivies de frictions à sec jusqu'à réaction ; parfois le drap mouillé ou le demi-bain froid à 25° de très courte durée ; les douches froides seront plus rarement employées (1).

## CHLORO-ANÉMIES SYMPTOMATIQUES.

Nous rangeons sous ce titre les anémies d'origine tuberculeuse, dyspeptique, gravidique, brightique, etc., dans lesquelles le symptôme dominant est une anémie globulaire modérée (de 2 500 000 à 4 millions) avec diminution plus notable du chiffre de l'hémoglobine (30 à 60 p. 100). Dans ces cas, on peut parfois rencontrer exactement le tableau hématologique de la chlorose, c'est-à-dire chiffre globulaire aux environs de 4 millions et taux de l'hémoglobine aux environs de 40 p. 100. Mais généralement l'anomalie sanguine est moins nette et *il y a à la fois anémie globulaire et anémie hémoglobique*. Toutefois ces anémies facilement curables se distinguent nettement des anémies graves symptomatiques que nous étudierons plus loin, où le chiffre globulaire descend aux environs de 1 million et où la valeur globulaire est égale ou même supérieure à l'unité.

D'une manière générale, les anémies sont d'autant plus justiciables du traitement par le fer que la déficience en hémoglobine est plus basse, mais la netteté de l'indication thérapeutique n'est plus celle de la chlorose ; c'est dire que l'arsenic jouera ici un rôle un peu plus important. D'autre part, le traitement causal sera possible dans ces cas et il devra toujours être employé. Parfois même, employé seul, il amènera la guérison de la chloro-anémie.

**Chloro-anémie tuberculeuse.** — Trousseau avait déjà remarqué que, dans la chlorose tuberculeuse, la médication martiale produisait une excitation trop vive et pouvait être dangereuse. Il avait vu des hémoptysies sur-

(1) Les bains et enveloppements froids produisent souvent une augmentation immédiate et passagère du chiffre globulaire. Est-il besoin de dire que ces phénomènes, d'ordre circulatoire, ne prouvent nullement que l'hydrothérapie est utile dans les anémies?

venir, et la phtisie torpide prendre une marche galopante.

M. Hayem estime également que, dans les cas de ce genre, le fer est plutôt nuisible qu'utile; il donne la préférence à l'arsenic.

Pour nous, nous pouvons simplifier la formule : l'arsenic est utile quand la déglobulisation est intense, le fer quand la déglobulisation est peu marquée et l'hémoglobine très abaissée. Selon le type hématologique, l'un ou l'autre ou l'un et l'autre seront indiqués.

Mais il existe des contre-indications : la fièvre élevée est une contre-indication à l'arsenic aussi bien qu'au fer. La tendance aux hémoptysies, les troubles digestifs sont une contre-indication au fer toujours, et à l'arsenic parfois.

On voit donc qu'en somme on ne peut poser de règle absolue parce que les types hématologiques sont des plus variables (1). Mais, d'une manière générale, l'arsenic sera ici utilisé beaucoup plus souvent que dans la chlorose vraie.

**Chloro-anémie des dyspeptiques.** — Elle est assez difficile à distinguer de la chlorose compliquée de dyspepsie, mais, pratiquement, on pourra employer le même traitement.

Dans ces cas, il y a des douleurs et des vomissements. L'administration d'emblée du fer provoque rapidement de l'intolérance (hyperpepsie) ou bien ne détermine aucune amélioration (hypopepsie). Il faut donc améliorer l'état de l'estomac avant d'instituer le traitement martial.

Dans le premier cas (hyperpepsie) : repos au lit, lait, puis viande pulpée, œufs, purées, compotes; pas de pain; hydrothérapie locale. Au bout de quinze jours environ, on aura déjà une amélioration gastrique; parfois le traitement martial sera inutile, le malade se recolorant dès le début et l'hémoglobine augmentant déjà; parfois il faudra commencer le traitement par le fer, mais en débutant par de petites doses, et en associant la magnésie au protoxalate. Puis on arrivera à un régime plus substantiel.

Dans le second cas (hypopepsie), le fer est mieux toléré, mais il n'agit pas parce qu'il n'est pas assimilé. L'emploi de l'acide chlorhydrique peut rendre des services; de même

(1) En voici quelques exemples : Jeune fille de seize ans; aspect clinique de la chlorose, sommet droit induré. R = 5 200 000; H = 70 p. 100.

Jeune fille de dix-huit ans; aspect clinique de la chlorose au complet; sommet droit; et pourtant on trouve R = 4 900 000 et H = 95 p. 100.

Jeune garçon de dix-sept ans; aspect chlorotique, mais amaigrissement; sommet gauche; R = 3 500 000; H = 45 p. 100. Fortes altérations globulaires sur lames sèches.

les acides organiques (acide lactique, képhyr). On pourra encore, dans ces cas, associer le fer au phosphate de soude (20 à 25 centigrammes).

Mais, nous le répétons, on pourra voir des chloro-anémies guérir sans fer ni arsenic par le seul régime alimentaire.

**Autres chloro-anémies.** — Dans les autres chloro-anémies, le traitement martial donnera des résultats d'autant plus nets que le type hématologique sera plus pur.

Voici, par exemple, une observation très nette de chloro-anémie post-gravidique, qu'a bien voulu nous communiquer M. Louis Ramond :

Femme de vingt-sept ans ; trois grossesses menées à terme. Troisième accouchement normal le 12 juillet. Suites de couches normales du côté génital. Ne nourrit pas.

Peu à peu, développement d'une teinte anémique très accentuée avec vertiges, bourdonnements d'oreilles, souffles vasculaires, etc.

1er août : R=3 780 000. Richesse en hémoglobine (Hayem) : 886 000. Valeur globulaire : 0,24.

Leucocytes : 9 100 ; formule normale.

Traitement : protoxalate de fer (0 gr. 30 par jour), sérum hémopoïétique en injections, puis en ingestion. Amélioration rapide de la pâleur et de la faiblesse ; disparition des souffles vasculaires.

18 août : R=3 900 000. Richesse en hémoglobine : 2 630 000. Valeur globulaire : 0,67.

On continue la médication martiale seule, en remplaçant le protoxalate par les pilules de Blaud ; l'amélioration s'accentue.

3 septembre : Hémoglobine : 85 p. 100 (Tallqvist). La malade est guérie.

Cette observation montre que la grossesse, qui généralement produit des anémies globulaires graves, peut produire aussi une chloro-anémie tout à fait nette avec abaissement considérable de la valeur globulaire. Elle montre aussi que le traitement martial, sans influencer presque le chiffre globulaire, peut faire remonter très rapidement le taux de l'hémoglobine et la valeur globulaire.

Parmi les autres chloro-anémies, il faut citer la chloro-anémie des néphrites légères, désignée par Dieulafoy sous le terme impropre de chloro-brightisme et beaucoup plus rare que cet auteur ne le prétendait. Bien souvent, d'ailleurs, il s'agit de simples erreurs de diagnostic ; ce sont des brightiques avec pâleur et bouffissure, mais dont le sang est absolument normal. Lorsqu'il y a chloro-anémie avec albuminurie, il faut d'abord mettre la malade au régime lacté ou déchloruré ; la chloro-anémie disparaîtra généralement ; si elle tarde à s'amender, on pourra essayer très discrètement le traitement martial.

## CHLORO-ANÉMIE DE LA PREMIÈRE ENFANCE.

Cette affection, décrite par Hallé et Jolly, Petrone, Rist et Guillemot, Leenhardt, se voit chez des enfants de un à trois ans qui ont été tenus trop longtemps au régime du lait et des bouillies et qui ont épuisé les réserves de fer accumulées dans leur foie pendant la vie intra-utérine. Elle se caractérise par une pâleur cireuse, analogue à celle de la chlorose, avec bouffissure de la face, une apathie et une maussaderie toutes spéciales, des souffles cardiaques et veineux et des altérations sanguines caractéristiques : chiffre globulaire

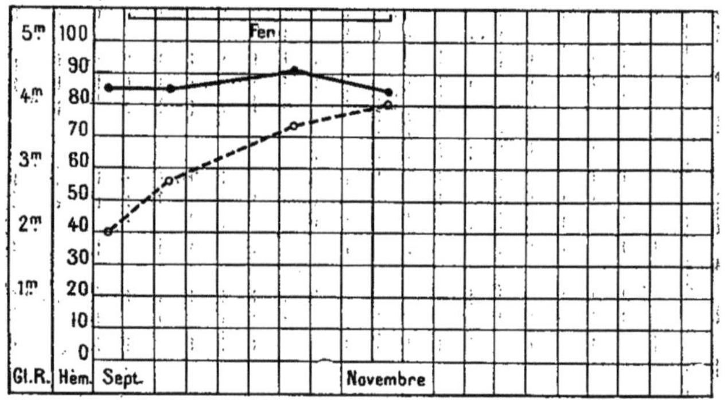


Fig. 1. — Chloro-anémie infantile : guérison rapide (1) (Obs. Rist et Guillemot).

sensiblement normal (de 4 à 5 millions) ; hémoglobine très réduite (de 40 à 50 p. 100), anisocytose, poïkilocytose et polychromatophilie.

Le tableau hématologique est donc celui de la chlorose ; le traitement est également celui de la chlorose. L'effet de la médication ferrugineuse sur ces enfants est même plus marqué, pus rapide que sur les jeunes filles chlorotiques. Dès les premiers jours, les enfants, jusque-là apathiques et tristes, deviennent animés et enjoués. Puis les joues, les lèvres se colorent, le tégument perd sa pâleur cireuse, les forces renaissent, et le poids, resté d'abord stationnaire au début

(1) En trait plein, le chiffre globulaire ; en pointillé, l'hémoglobine.

du traitement, se relève rapidement. Les modifications du sang sont absolument parallèles à celles des signes cliniques et l'on peut voir la valeur globulaire redevenir progressivement normale sous l'influence du traitement ferrugineux. Parfois la réparation sanguine se fait en deux phases : d'abord augmentation du nombre des globules rouges qui dépasse le chiffre normal, la valeur globulaire restant la même ; puis le nombre des hématies baisse et revient à la normale, tandis que les hématies se perfectionnent et que la valeur globulaire se rapproche de l'unité.

Ce traitement ferrugineux doit être accompagné ou précédé d'un traitement des troubles digestifs, fréquents chez

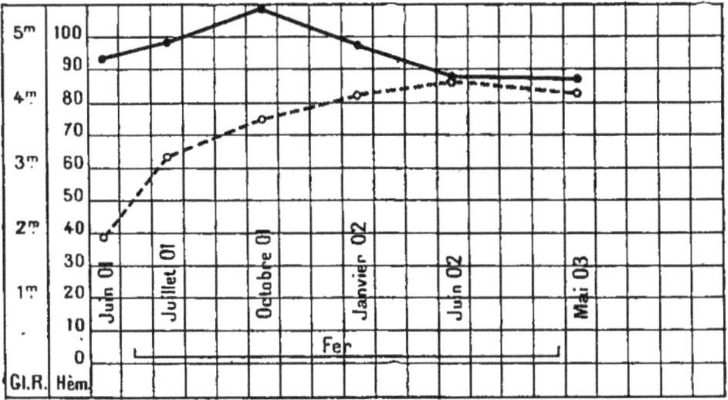


Fig. 2. — Chloro-anémie infantile : guérison plus lente (Obs. Hallé et Jolly).

les petits malades, et d'une modification du régime consistant à introduire dans l'alimentation des aliments riches en fer (jaunes d'œufs, épinards, choux, etc.).

Le traitement médicamenteux lui-même sera à base de *protoxalate de fer* ou de tartrate ferrico-potassique (1). On donnera 10 et 20 centigrammes de protoxalate de fer par jour. Rist et Guillemot préconisent même des doses plus fortes (0 gr. 30 et 0 gr. 40) qui agissent plus rapidement. En général, on a moins à craindre l'intolérance gastrique que chez les jeunes filles chlorotiques (2).

(1) On pourra le donner sous forme de teinture de Mars (X à XXX gouttes dans du sirop).

(2) Cependant, si les selles étaient très noires, ce qui indiquerait une mauvaise assimilation du fer, on donnerait après le repas un peu de limonade chlorhydrique ou de jus de citron.

Après la guérison clinique et hématologique, il sera bon de continuer le traitement à dose modérée pendant plusieurs mois (10 centigrammes de protoxalate pendant huit jours par mois). En effet, on peut observer des récidives qui apparaissent sous l'influence de causes banales si l'on a cessé le traitement ferrugineux. Il semble que ces enfants aient un besoin incessant de fer jusqu'à un âge assez avancé.

# ANÉMIES GRAVES

Cette seconde partie devrait, par opposition avec la première, s'intituler « anémies globulaires », mais, en réalité, dans les anémies globulaires, seules les anémies graves sont importantes. On sait que ces anémies comportent tous les degrés, depuis l'anémie à 4 000 000 de globules et 80 p. 100 d'hémoglobine jusqu'à l'anémie à 500 000 globules et 10 à 20 p. 100 d'hémoglobine. En pratique, nous les diviserons en anémies moyennes (au-dessus de 2 millions) et en anémies graves (au-dessous de 2 millions) ; ce chiffre de 2 millions n'est pas arbitrairement choisi : il représente le chiffre au-dessous duquel le sang prend les caractères dits de l'anémie « pernicieuse » et dont le plus important est la présence de globules rouges à noyau. Dans ces conditions, l'anémie devient dangereuse par elle-même et elle est souvent mortelle.

Ce sont donc les anémies globulaires graves seules qui sont intéressantes au point de vue thérapeutique ; les autres ont une tendance naturelle à guérir spontanément, tendance qui a été souvent utilisée par les inventeurs de méthodes thérapeutiques nouvelles pour prouver l'excellence de leurs produits. Nous nous efforcerons d'éviter ce reproche dans l'étude critique des différents traitements des anémies globulaires ; nous prendrons, autant que possible, des anémies graves de forme chronique et d'étiologie inconnue, puisque ce sont les plus difficiles à guérir.

Or, *tout ce que nous aurons dit des anémies graves pourra s'appliquer aux anémies moyennes*, avec d'autant plus de chances de succès que ces dernières ne demandent qu'à guérir. Ce qui ne veut pas dire qu'on ne doive les traiter avec soin : en effet, en face d'une anémie moyenne on ignore s'il ne s'agit pas du début d'une anémie grave et même pernicieuse.

Nous étudierons successivement le traitement causal et le traitement symptomatique, en insistant surtout sur ce dernier. Mais, auparavant, nous rappellerons que, comme dans les chloro-anémies, il est deux règles importantes de traitement : le repos absolu et l'oxygénation.

Le *repos absolu* (au lit) est nécessaire et nous avons remarqué que déjà à lui seul il donne une amélioration notable. Combien ne voit-on pas de ces malades considérées comme névropathes, neurasthéniques ou malades imaginaires, épuisées par le tennis, le golf ou les sports d'hiver, que leurs amies ou même leur médecin leur ont recommandés, ainsi que par les dîners, les soirées ou les bals auxquels elles se livrent impétueusement « pour se secouer » ! L'absence de troubles viscéraux appréciables, l'absence d'amaigrissement surtout entretiennent l'entourage et le médecin lui-même dans cette fâcheuse conduite. Cependant, lorsqu'on les examine, on trouve un chiffre globulaire au-dessous de 2 millions, une hémoglobine à 20 ou 30 p. 100, des globules très altérés et des globules nucléés plus ou moins abondants.

Souvent, dirons-nous, les anémies ne sont « pernicieuses » que parce qu'on les diagnostique trop tard.

Seconde nécessité : l'*oxygène*, non tant peut-être sous forme de grand air en dehors de la ville, qu'en inhalations ou même en injections sous-cutanées. C'est un adjuvant fort utile et fort simple dont il faut toujours se servir.

### *Traitement de la cause de l'anémie.*

Lorsque la cause de l'anémie est connue, il va de soi que le traitement causal doit immédiatement être institué. Bien plus, lorsque la cause est simplement soupçonnée, soit par des données étiologiques incomplètes ou vagues, soit par certains caractères cliniques de l'anémie elle-même rappelant ceux des anémies symptomatiques, le traitement causal doit encore être tenté.

Mais, et c'est là un fait important, il ne faut pour ainsi dire jamais, en pratique courante, s'en tenir au traitement causal, — à moins qu'il ne s'agisse d'anémies d'intensité très modérée aux environs de 3 millions. Ce serait perdre un temps précieux, car le traitement causal agit d'ordinaire avec une certaine lenteur, alors que le traitement symptomatique peut, en une ou deux semaines, remonter le chiffre globulaire et en même temps améliorer l'état général et mettre le malade en état de profiter du traitement causal.

Si l'on ajoute à ces raisons cette autre raison péremptoire que deux fois sur trois nous ignorons la cause de l'anémie, on verra combien est prépondérante, actuellement, la place que tient le traitement symptomatique des anémies.

Cependant le traitement causal à lui seul peut et doit amener la guérison dans bien des cas. Dans les paragraphes suivants, nous étudierons les cas les plus fréquemment rencontrés en clinique ; autant que possible nous choisirons des exemples où *seul* le traitement causal a été employé : ces exemples sont parfois assez difficiles à trouver pour les raisons que nous donnions plus haut ; en effet, en cas d'anémie grave, on se prive rarement de l'aide donnée par le traitement symptomatique.

Nous étudierons une à une les principales anémies globulaires symptomatiques.

**Anémies parasitaires.** — Dans toute anémie grave dont on ignore la cause, il importe de faire une recherche attentive des parasites ou de leurs œufs dans les selles. Parfois, d'ailleurs, l'attention est attirée du côté d'une anémie d'origine parasitaire par un phénomène hématologique assez particulier et assez rare dans les anémies graves, l'*éosinophilie.* Cette éosinophilie peut atteindre 5 à 20 p. 100 (en particulier en cas d'ankylostomiase, on l'a vue dépasser 60 p. 100) ; mais, si sa présence est un fort indice en faveur d'une parasitose, son absence ne doit nullement faire écarter cette hypothèse, car l'éosinophilie n'est qu'une réaction sanguine qui peut manquer soit passagèrement (infection microbienne surajoutée), soit d'une manière permanente.

L'anémie due au *bothriocéphale* (*Bothriocephalus latus*, ou *Tænia lata*) est la plus connue des anémies parasitaires. Rare à Paris, moins rare à Lyon à cause de la proximité du lac de Genève, elle semble extrêmement fréquente en Finlande où existent des lacs nombreux et étendus.

Le traitement anti-helminthique pourra amener très rapidement la guérison d'une anémie des plus sévères. En voici un exemple, que nous choisissons moins pour sa rareté que pour sa netteté :

Dans un cas rapporté par Thompson, un Finlandais de dix-sept ans entre à l'hôpital de New-York pour faiblesse, pâleur, œdème, dyspnée, épistaxis, albuminurie ; il existait des souffles cardiaques et des hémorragies rétiniennes. On découvrit, dans les fèces, des œufs de bothriocéphale. Le traitement ne nécessita pas moins de cinq prises d'anti-helminthique (oléorésine d'aspidium), mais amena l'expulsion du parasite, et finalement les globules rouges étaient montés de 608 000 à 5 980 000, l'hémoglobine de 20 à 90 p. 100. Les globules rouges nucléés (normoblastes et mégaloblastes) avaient disparu, le taux des éosinophiles était redevenu normal.

Cet exemple montre quels effets saisissants on peut attendre de l'administration d'anti-helminthiques. On commencera en général par prescrire l'extrait de fougère mâle, par exemple selon la formule suivante :

| | |
|---|---|
| Extrait éthéré de fougère mâle.. .... | 6 à 8 grammes. |
| Sirop d'éther...................... | 30 à 50 — |
| Potion gommeuse ................ | 120 — |

A donner le matin en deux fois à dix minutes d'intervalle. Donner ensuite 0 gr. 50 de calomel. Repos au lit.

En cas d'échec, au bout de quelques jours, on aura recours à l'écorce fraîche de racine de grenadier (50 à 60 grammes en macération), au sulfate de pelletiérine (20 à 40 centigrammes associés au tanin), ou enfin au *thymol* (1 à 4 grammes en cachets).

L'*ankylostome duodénal* est le parasite qui cause dans nos pays l' « anémie des mineurs » et aussi nombre d'anémies tropicales (chlorose égyptienne). Cette anémie est en partie une anémie hémorragique, car ce ver provoque des ecchymoses miliaires au niveau de l'intestin grêle, et la réaction de Weber, à défaut de l'examen macroscopique, montre qu'il existe des hémorragies intestinales occultes. Mais il se peut que le ver sécrète également des produits toxiques pour les hématies. Dans ces formes graves, l'anémie s'accompagne de troubles gastro-intestinaux, d'œdèmes et d'anasarque avec épanchements dans les séreuses (cachexie aqueuse des pays chauds). La diminution des globules rouges y est extrême et peut atteindre 1 million, avec parfois, comme dans un cas de Sabrazès, abaissement notable de la valeur globulaire ; tous les signes hématologiques de l'anémie pernicieuse existent au grand complet. Il est de toute importance de traiter rapidement ces malades, car, ainsi que l'a montré Sabrazès, ils peuvent être atteints d'infections microbiennes graves, parfois septicémiques, et dont la porte d'entrée est au niveau des ulcérations intestinales : à cette période, le traitement anti-helminthique est absolument inefficace.

Le traitement adopte dans les mines de Westphalie est le suivant :

Diète lactée et repos absolu.

Lundi : un cachet contenant 0 gr. 25 de calomel et 0 gr. 25 de poudre de jalap.

Mardi : 8 grammes d'extrait éthéré de fougère mâle et 30 grammes de sirop de séné. Le soir, repas léger.

Mercredi : comme le lundi.

Jeudi : comme le mardi.
Vendredi : comme le lundi.
Samedi : 4 grammes d'extrait éthéré de fougère mâle et 20 grammes de sirop de séné.

Ce traitement amène l'expulsion complète des vers dans 80 p. 100 des cas.

En Belgique, on emploie souvent le traitement de M. Malvoz (de Liége), qui emploie des doses moindres de fougère mâle, mais les combine au chloroforme.

Chez les enfants, le calomel suffit ordinairement. On peut y associer la santonine si l'enfant est âgé de plus de deux ans. En général, d'ailleurs, les anémies de l'enfance ne sont pas d'origine parasitaire, malgré la fréquence de l'infestation à cet âge.

Rappelons enfin qu'exceptionnellement le kyste hydatique peut causer une anémie grave (un cas de Parvu).

**Anémies dans les affections non cancéreuses de l'estomac.** — Elles sont extrêmement fréquentes, et l'on sait que nombre de cas d'anémie « pernicieuse » sont en rapport avec des lésions gastro-intestinales (gastrite atrophique, achylie gastrique, diarrhée chronique, etc.).

Les rapports qui existent entre le mauvais fonctionnement du tube digestif et l'anémie ont été bien étudiés par Léon Tixier (1) qui a trouvé un parallélisme assez net entre le bon ou le mauvais fonctionnement du tractus gastro-intestinal et la disparition ou l'accentuation de l'anémie.

C'est dans ces anémies que le traitement du trouble digestif causal a une importance considérable. Ce traitement sera parfois chirurgical (gastro-entérostomie) ; plus souvent il sera médical (repos, régime lacté, képhyr, régime végétarien, viande crue, pepsine, acide chlorhydrique, alcalins ou bismuth, opothérapie gastrique, selon les cas). Le plus souvent, il s'agit d'hypochlorhydrie ou d'achylie ; parfois d'hyperchlorhydrie ou même d'ulcère de l'estomac (forme anémique de l'ulcus de Hayem).

Nous étudierons séparément les différents cas cliniques avec leurs différentes indications thérapeutiques et les résultats du traitement.

*Sténoses du pylore.* — Elles s'accompagnent presque toujours d'un certain degré d'anémie (généralement au-dessus de 2 millions), avec augmentation de la valeur globulaire, sans modification bien appréciable dans la morphologie des

(1) Tixier, Rapport entre les fonctions digestives et l'hématopoïèse, *Thèse de Paris*, 1907.

globules rouges, polynucléose sans leucocytose constante, et hypo-éosinophilie. Cette anémie n'est nullement en rapport avec les pertes de sang.

La gastro-entéro-anastomose, *à elle seule* (sans aucun traitement anti-anémique), amène un relèvement progressif, mais lent, du nombre des globules rouges à un taux normal ; la valeur globulaire redevient normale ; la polynucléose disparaît et les éosinophiles augmentent de nombre. Le tout demande trois à quatre mois, quand la régularisation des fonctions gastro-intestinales est parfaite.

De plus, il peut exister chez le même malade un parallélisme remarquable entre le mauvais ou le bon fonctionnement d'une nouvelle bouche pylorique et le degré de l'anémie : c'est ainsi que, chez un malade de Tixier atteint de sténose non cancéreuse du pylore avec anémie de 3 850 000, on pratiqua une gastro-entéro-anastomose ; mais la nouvelle bouche ne semblait pas fonctionner, les vomissements persistaient, l'amaigrissement s'accentuait ; l'anémie s'accentuait parallèlement (3 185 000). On fit alors une jéjuno-jéjunostomie complémentaire : les symptômes s'amendèrent et la guérison hématologique (4 700 000) persistait huit mois après l'intervention.

Dans ces cas de sténose pylorique, nous devons le faire remarquer, l'anémie est en général modérée (de 3 à 4 millions) et elle n'a point l'importance que nous lui verrons prendre dans les sténoses cancéreuses ; ici, elle est seulement un épiphénomène, mais il n'en est pas moins intéressant de signaler l'action curative de la gastro-entérostomie sur l'anémie.

***Achylie gastrique.*** — Dans les cas d'achylie gastrique ou d'hypochlorhydrie accentuée, c'est surtout le traitement par l'acide chlorhydrique qui s'impose et qui a été étudié. Croftan (*Deutsche med. Woch.*, 19 déc. 1912) a traité par l'acide chlorhydrique à haute dose nombre de cas d'anémie pernicieuse où il y avait lieu de suspecter l'origine gastrique par l'examen chimique ou l'anamnèse. Dans la moitié des cas, le traitement a échoué ; dans 14 cas, il y a eu amélioration notable, sinon guérison ; dans 3 cas, cette guérison remonte à plus de deux ans.

Il donne, jusqu'à six fois par jour, XV gouttes d'acide chlorhydrique dans un mucilage de gomme arabique, un quart d'heure environ après les repas. Il n'a jamais observé de troubles, malgré l'emploi de ces doses élevées.

Plehn (*Berl. klin. Woch.*, 1907, nº 24) estime également que l'anachlorhydrie joue un rôle étiologique prépondérant dans l'histoire de l'anémie pernicieuse.

*Dyspepsies*. — Ici encore le traitement médical à lui seul peut guérir l'anémie. La courbe suivante (fig. 3) est celle d'une malade de vingt-quatre ans atteinte de dyspepsie avec amaigrissement, anémie, pâleur et vertiges très accentués, rate un peu grosse, estomac distendu. Traitement : repos au lit et régime lacté ; puis alimentation constituée par des purées de légumes, de la viande crue et du lait ; avant le repas, colombo-noix vomique ; après le repas, cachets de bicarbonate-magnésie-craie préparée. L'amélioration est notable, mais, alors que le poids n'augmente que de 4 kilogrammes, le chiffre globulaire monte de 2 525 000 à 4 310 000.

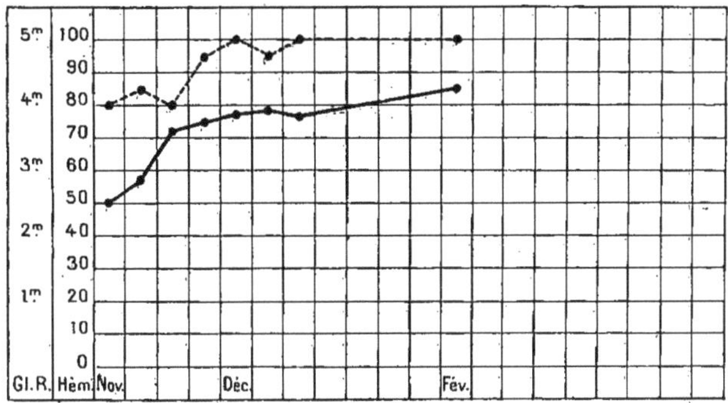


Fig. 3. — Anémie par dyspepsie. Traitement diététibue (Obs. Tixier).

La figure 4 a trait à un cas d'anémie consécutive à une alimentation insuffisante et de mauvaise qualité ; le repos, la suralimentation (aidée, il est vrai, par la médication arsenicale) ont amené progressivement une augmentation des globules de 2 100 000 à 4 725 000.

De même on peut voir l'anémie conécutive à des vomissements incoercibles de la grossesse s'améliorer rapidement après l'interruption de la grossesse et la cessation des vomissements.

**Anémie dans le cancer de l'estomac.** — Dans nombre de cas de cancer de l'estomac, il existe de l'anémie, et dans quelques cas le cancer est absolument latent, l'amaigrissement est peu marqué, les hématémèses sont absentes, les fonctions digestives presque bonnes; le malade, pâle et bouffi, a l'aspect d'un anémique : c'est le cancer de l'estomac *à forme anémique*.

Il n'existe malheureusement pas de cas de cancer gastrique à forme anémique guéri par l'intervention chirurgicale : le plus souvent, d'ailleurs, l'opération curative est impossible quand la maladie a amené le syndrome de l'anémie grave. Dans les très rares cas où la pylorectomie a été faite (Hayem), l'amélioration des fonctions digestives et aussi de l'anémie n'a été que très passagère et la mort est survenue, retardée de très peu.

Il est intéressant de faire remarquer que, dans les sténoses cancéreuses, la gastro-entérostomie améliore temporairement l'anémie (Tixier), mais cette amélioration n'a rien à voir

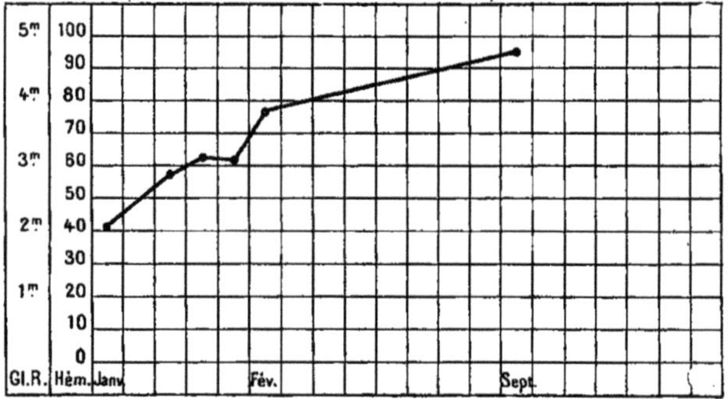


Fig. 4. — Anémie par alimentation insuffisante. Traitement par la suralimentation (Obs. Tixier).

avec le processus cancéreux, car elle ne diffère en rien de celle qu'on observe dans les sténoses non cancéreuses opérées.

Et, d'autre part, le traitement de l'anémie elle-même par l'opothérapie médullaire est généralement suivi de succès dans le cancer de l'estomac (Aubertin), mais ce n'est pas en agissant sur le processus hémolytique lui-même que cette amélioration est obtenue.

**Anémies d'origine intestinale.** — Les troubles intestinaux ont une telle importance dans l'étiologie des anémies que Grawitz a pu soutenir que l'anémie pernicieuse était généralement d'origine intestinale.

Il est certain que, chez les malades atteints de dysenterie chronique, de diarrhée des pays chauds, voire d'entérites chroniques particulièrement tenaces, on peut voir des anémies assez importantes pour abaisser le chiffre globulaire au-dessous de 2 millions et même de 1 million ; et souvent même ces malades se présentent comme des anémiques, et les troubles intestinaux n'attirent pas l'attention au premier examen et risquent d'être méconnus.

Dans tous ces cas il importe d'employer un traitement diététique et médicamenteux que nous ne pouvons systématiser ici (car il est variable selon le type de dyspepsie intestinale envisagé), mais qui pourra, à lui seul, améliorer et même guérir l'anémie. D'après Grawitz, le traitement a pour but de désinfecter l'intestin et le régime est le suivant : hydrates de carbone et graisses sous une forme digestible, légumes, fruits ; abstention absolue d'albumine animale : pas de viande, pas d'œufs. Chez les sujets très affaiblis, on pourra donner des albumines animales, mais sous forme de lavements alimentaires. Au régime alimentaire, il faudra ajouter les lavages d'estomac pratiqués avec une solution de chlorure de sodium à 2 p. 100 ; de même, on donnera tous les jours une irrigation intestinale avec la même solution. Si le malade est trop faible pour supporter les lavages d'estomac, on se bornera à lui prescrire du jus de fruits frais, les citronnades notamment, pour suppléer dans la mesure du possible au manque d'HCl. Il va sans dire qu'on tiendra les malades au lit.

C'est seulement lorsque les forces et l'appétit commencent à revenir que Grawitz emploie l'arsenic (en injections sous-cutanées).

Dans les cas où le traitement réussit, il faudra que le sujet fasse toute sa vie un usage extrêmement modéré d'albumine animale, sous peine de rechute.

Il importe de savoir que cette amélioration ne sera jamais extrêmement rapide, car les troubles intestinaux sont généralement fort tenaces dans ces cas, et, d'autre part, l'amélioration de l'anémie ne se dessine parfois qu'un certain temps après l'amélioration de l'état intestinal. C'est ainsi que, chez un malade de Tixier, ancien dysentérique avec diarrhée chronique, lientérie et anémie de 1 860 000, le traitement (lait, œufs, viande crue, bouillon, acide chlorhydrique et bleu de méthylène) amena une amélioration lente mais régulière, de sorte qu'en deux mois et demi tout symptôme intestinal avait disparu et le poids avait augmenté de 7 kilogrammes ; néanmoins l'anémie était encore de 2 800 000 au moment où le malade quittait l'hôpital. Ce n'est qu'un mois plus tard que le chiffre globulaire atteignait un chiffre subnormal (4 350 000). Dans un autre cas, le traitement diététique à base de képhyr amena en neuf mois seulement une ascension du chiffre globulaire de 1 130 000 à 3 825 000. Comme on le voit, le traitement agit moins vite dans les anémies d'origine intestinale que dans les anémies d'origine gastrique.

Il ne faut pas oublier, en pareil cas, de faire avec le plus grand soin la recherche des parasites et de leurs œufs ; il arrive même souvent que l'expulsion complète des parasites n'améliore pas l'anémie, car la diarrhée concomitante persiste très longtemps.

Enfin, on ne saurait oublier que, dans ces anémies, le traitement arsenical est d'application particulièrement délicate, et que, d'autre part, quand ces anémies descendent au-dessous d'un million, leur guérison par le régime est à peu près impossible.

**Anémies d'origine digestive chez les nourrissons.** — Elles sont extrêmement fréquentes, surtout dans les gastro-entérites subaiguës et chroniques. Elles peuvent aussi être en quelque sorte des séquelles de gastro-entérites aiguës ou subaiguës, c'est-à-dire qu'elles surviennent au moment de la convalescence, ou quand les fonctions digestives sont déjà régularisées : l'enfant, à peu près guéri de sa gastro-entérite, devient un anémique. Il faut ajouter que ces anémies s'accompagnent souvent d'une réduction très considérable de la teneur en hémoglobine, c'est-à-dire revêtent le type chlorotique que nous avons étudié plus haut.

Dans ces cas, le traitement causal sera surtout diététique : rationnement exact du lait (car ces anémies se voient aussi bien chez les nourrissons suralimentés que chez ceux qui sont hypoalimentés), choix judicieux et dosage prudent de purées de légumes qu'on peut adjoindre au lait, remplacement du lait dans certains cas par le képhyr, le bouillon de légumes, le lait écrémé, le babeurre.

On peut et on doit ajouter souvent au régime de la *viande crue* (20, 30, 40 grammes par jour, une semaine sur deux ou deux semaines sur trois) qui semble avoir d'excellents effets dans ces états anémiques, peut-être parce qu'elle introduit dans l'organisme de l'hémoglobine assimilable (Menetrier et Aubertin). La viande crue sera souvent associée à la limonade chlorhydrique faible :

| | |
|---|---|
| Acide chlorhydrique.................... | 1 gramme. |
| Sirop de sucre.......................... | 100 grammes. |
| Eau...................................... | 400 — |

dont on donnera une ou deux cuillerées à café par jour.

Dans certains cas, on pourra employer également le suc gastrique naturel (gastérine Frémont, ou dyspeptine Hepp).

***Résultats.*** — Le traitement causal ou diététique donne à lui seul des résultats dans les anémies des enfants. Mais ces résultats sont extrêmement lents. Aussi doit-on y joindre la médication excitatrice de l'hématopoïèse : cela est surtout indiqué dans les cas où l'anémie survit à des troubles digestifs déjà très améliorés ou même guéris.

Ces traitements seront le fer, l'arsenic et l'opothérapie médullaire ; fait digne de remarque et sur lequel a insisté Tixier, l'arsenic est parfois non seulement inefficace, mais dangereux en de pareils cas, même employé à la dose classique (2 gouttes quotidiennes de liqueur de Fowler par année d'âge pendant une semaine sur deux), même employé chez des enfants dont l'intestin semble revenu à un état satisfaisant. Au contraire, le fer semble mieux convenir aux anémiques de cet âge, peut-être justement parce que, chez eux, le déficit d'hémoglobine est toujours fort important. On le constatera dans la figure 9 (voir plus loin) où nous voyons l'arsenic, arme à double tranchant, amener une aggravation temporaire de l'anémie qui est ensuite guérie par la médication martiale.

La médication ainsi instituée : régime convenable avec viande crue, arsenic et fer combinés ou alternés, toujours surveillés, donnera des résultats. Mais les résultats seront toujours beaucoup plus lents que dans les anémies digestives des adultes, ce qui tient peut-être à la facilité avec laquelle les réserves de fer s'épuisent chez le nourrisson (1).

**Anémies toxiques.** — Parmi ces anémies, nous devons citer surtout l'anémie des saturnins et celle qui est liée à l'intoxication lente par l'oxyde de carbone.

L'*anémie saturnine* se caractérise par le grand nombre d'hématies ponctuées en circulation. Parfois elle revêt le type pernicieux avec chute des globules aux environs de 1 million et présence de globules nucléés. Il va de soi que, en pareil cas, plus encore qu'en cas de paralysie, le malade, s'il en réchappe, devra abandonner complètement sa profession. Mais, de plus, on devra favoriser la désintoxication rapide par le repos au lit, le régime lacté absolu et les purgatifs. S'il n'y a ni albumine, ni hyper-

(1) Nous croyons inutile de consacrer un chapitre spécial aux anémies de la seconde enfance : les grands enfants se comportent en effet à peu près comme des adultes, et il y a plus de différence à ce point de vue entre un enfant de quatre ans et un enfant d'un an qu'entre un enfant de quatre ans et un adulte.

tension, c'est-à-dire si le malade est avant tout un anémique, on pourra très rapidement lui donner une nourriture fortifiante (viandes grillées, jus de viande, viande crue) qui, jointe à l'arsenic et au fer, lui permettra de réparer rapidement son anémie. Mais si les reins sont en même temps touchés (œdèmes, albuminurie, hypertension), le traitement devient beaucoup plus malaisé et le régime lacté devra être continué très longtemps.

L'intoxication chronique par l'*oxyde de carbone* à forme anémique (anémie dite *des cuisinières*) comporte des règles thérapeutiques fort simples : travail dans une pièce bien ventilée ; suppression, si possible, des réchauds à charbon ou à gaz, chauffage des fers hors de la pièce où travaille la repasseuse, etc. Ici, le difficile n'est point de traiter la maladie, c'est d'y penser et de ne pas attribuer à la dyspepsie alcoolique, par exemple, les troubles présentés par ces malades. Le diagnostic est encore plus difficile dans les cas où l'intoxication oxycarbonée lente est due à des appareils de chauffage défectueux ou à des fissures de cheminées.

L'intoxication par le *benzol*, assez rare, est surtout intéressante parce qu'elle a donné lieu aux travaux sur l'action leucotoxique et thérapeutique du benzol. Elle se traduit par une anémie grave, du type aplastique, avec phénomènes hémorragiques (Barker). La suppression de l'agent toxique doit être absolue et définitive, car, en cas de guérison, il est à craindre que l'appareil hématopoïétique ne demeure altéré, bien que le sang soit redevenu normal.

**Anémies gravidiques.** — Nous croyons qu'il est utile de distinguer les anémies graves obstétricales en deux groupes distincts. Les unes surviennent à une période plus ou moins avancée de la grossesse (anémies gravidiques) et leur évolution peut d'ailleurs se poursuivre après l'accouchement. Les autres ne surviennent qu'après l'accouchement (anémies puerpérales) et coexistent presque toujours avec d'autres symptômes, et en particulier la fièvre : ces dernières sont, pensons-nous, d'origine infectieuse, et elles seront étudiées plus loin avec les autres anémies infectieuses. Quant à l'anémie des femmes enceintes, on tend actuellement à l'attribuer à l' « auto-intoxication gravidique », comme les vomissements, l'albuminurie, les œdèmes observés dans les premiers mois en dehors de toute infection, semble-t-il.

Quoi qu'il en soit de cette conception pathogénique, le point intéressant, au point de vue thérapeutique, est de savoir s'il faut provoquer l'accouchement prématuré. Les avis sont partagés. Clivio, Graefe, Chiara, Bertino, Robert, Magnes recommandent de provoquer l'accouchement, et cela d'assez bonne heure ; d'autres, et ce sont les plus nombreux, conseillent de ne pas interrompre la grossesse. Tarnier, Pinard, Bar, Hayem, Lépine, Vinay, Decroix, Deluen (Thèse de 1913) sont de cet avis.

Il semble, d'après les observations de ces auteurs, que, loin d'enrayer la marche progressive de l'anémie, l'interruption de la grossesse semble l'aggraver. Il y a eu pourtant des cas d'amélioration passagère et même des cas où les femmes ont pu quitter l'hôpital dans un état assez satisfaisant ; mais on ignore s'il y a là une guérison définitive. Cette guérison complète est assez rare : sur les 4 observations d'anémie gravidique contenues dans la thèse d'Aubertin, nous trouvons un seul cas de guérison, dû à l'opothérapie médullaire ; sur les 5 cas de Deluen, 5 morts ; sur les 2 cas de Parvu, 2 morts. Aubertin et Parvu ont eu depuis l'occasion d'observer, avec Cathala, deux cas d'anémie pernicieuse gravidique qui se sont également terminés par la mort.

Lorsque l'accouchement se produit au cours de la maladie, il est ordinairement normal, et il est à signaler que l'hémorragie est peu abondante en général. Mais, bien souvent, les femmes, épuisées, succombent quelques heures après ; ou bien, le travail et la délivrance semblent donner un coup de fouet à la maladie et l'issue fatale se produit au bout de quelques jours ; rares sont les cas où l'amélioration survient. Le pronostic pour la mère est donc fort grave ; mais on ne saurait accepter l'opinion de Bonnaire, d'après qui, lorsque le nombre des globules est tombé à 2 millions avant l'accouchement, la femme est perdue. On peut voir guérir des anémiques tombées à 1 million (Aubertin), 640 000 (Magnes), 400 000 (Lequeux). La présence de mégaloblastes en majorité n'est pas non plus un indice de pronostic fatal (Aubertin, Parvu).

Le plus souvent l'accouchement est prématuré (entre six mois et demi et huit mois) et, dans un cas sur deux environ, l'enfant succombe avant, pendant ou peu après l'accouchement. Mais, dans les autres cas, il ne semble pas qu'il présente de lésions sanguines, et bien souvent il est absolument sain.

**Anémies infectieuses.** — Les anémies graves d'origine infectieuse sont encore peu connues (1), et pourtant c'est là, croyons-nous, un des chapitres futurs les plus importants de l'histoire des anémies. Expérimentalement, on sait que la plupart des microbes pathogènes produisent des hémoly-

(1) AUBERTIN, *Semaine médicale*, 19 décembre 1906. — RIBADEAU-DUMAS et POISOT, *Presse médicale*, 18 mai et 12 juin 1907.

sines : le streptocoque surtout a été étudié à ce point de vue. Cliniquement, on connaît déjà un certain nombre d'observations de septicémies compliquées d'anémie grave (infection puerpérale dans les cas d'Aubertin, de Lecène; fièvre typhoïde dans le cas de Vaquez et Esmein ; septicémie éberthienne dans celui de Mouisset, Mouriquand et Thévenot; septicémie à staphylocoques dans celui de Ribadeau-Dumas ; septicémie à tétragènes dans celui de Brugnola; septicémie à gonocoques dans celui d'Œttinger et P.-L. Marie ; septicémie à streptocoques dans ceux de Achard et Foix), sans compter les cas où la granulie est en cause et que nous étudierons plus loin. En dehors de ces cas évidents où un double examen du sang a montré et une anémie grave et la présence de microbes, il existe nombre de cas d'anémie « pernicieuse » dans lesquels l'origine infectieuse est, d'après Aubertin, fort probable.

Le traitement causal de ces anémies infectieuses est tout indiqué. Ce sont tout d'abord les injections intraveineuses ou intramusculaires d'argent colloïdal (collargol ou électrargol). On connaît le pouvoir bactéricide de cette substance ; on sait aussi qu'elle provoque une forte réaction de la moelle osseuse se traduisant par de l'hyperleucocytose (Achard et Emile Weil). Or la réaction blanche de la moelle osseuse s'accompagne toujours d'un certain degré de réaction érythropoïétique : c'est pourquoi l'argent colloïdal agit doublement en pareil cas, et sur la cause de l'anémie, et sur la déglobulisation elle-même. De fait, dans un cas de Ribadeau-Dumas, les injections de collargol semblent avoir amené une rémission.

On devra y joindre les injections sous-cutanées de nucléinate de soude (de 1 à 10 centimètres cubes d'une solution à 1 p. 100) qui agissent de même en stimulant l'hématopoïèse.

On pourra employer les injections intraveineuses de sublimé, qui ont donné à Baccelli une guérison complète dans un cas de septicémie avec anémie. Clodoaldo (1913) a guéri un cas d'anémie puerpérale fébrile par trois injections intraveineuses de sublimé (4 milligrammes).

On devra toujours faire un soigneux examen cytologique du sang, afin de déterminer si l'on a affaire à une anémie orthoplastique (la plus fréquente) ou aplastique. Cette dernière est d'un pronostic fatal à brève échéance. Dans un cas de Ribadeau-Dumas, la formule était du type « embryonnaire », c'est-à-dire que le sang contenait 94 p. 100 de mononucléaires et la moelle était parallèlement en prolifération lymphoïde. En pareil cas, le pronostic est fatal comme dans le cas d'anémie aplastique dont ces types se rapprochent, du moins qualitativement.

**Anémies syphilitiques.** — La syphilis secondaire s'accompagne généralement d'un certain degré d'anémie, mais il est des cas — fort rares d'ailleurs — où l'anémie devient assez intense pour passer au premier plan. C'est ainsi que Klein (*Wiener klin. Woch.*, 1891, nº 39) rapporte deux cas d'anémie pernicieuse survenue au cours de la syphilis secondaire, dont l'un fut considérablement amélioré par le traitement mercuriel.

D'autres cas, ayant trait à la syphilis tertiaire, ont été observés par Grawitz, Muller, Kjerner.

MM. Marcel Labbé et Chaillous ont rapporté (*Soc. méd. des hôp.*, 20 juillet 1906) l'histoire d'une malade de soixante-treize ans, atteinte d'anémie grave, traitée pendant plusieurs mois d'une façon rigoureuse par le cacodylate de fer et la moelle osseuse fœtale sans aucun résultat : le nombre des globules rouges tombait de 1 643 000 à 743 000, la réaction myéloïde diminuait et le nombre des hématies nucléées tombait de 1 200 à 40 par millimètre cube. On apprend alors les antécédents syphilitiques de la malade et on la soumet à un traitement mercuriel intensif : sous cette influence, l'état général s'améliore, les globules rouges remontent à 1 400 000, les hématies nucléées à 75. On cesse pendant quelque temps le traitement mercuriel, l'hémoglobine diminue; on le reprend, l'hémoglobine augmente à nouveau, puis, malgré le traitement, l'anémie progresse et la malade meurt. Donc, ici, le traitement mercuriel a fait ce qu'aucun traitement n'avait fait.

C'est un résultat encourageant, et peut-être y aurait-il lieu d'avoir recours plus souvent au traitement spécifique dans les anémies graves avec réaction de Wassermann positive.

Cette anémie grave de la période tertiaire serait, d'après Grawitz, due à un certain degré de sclérose de la moelle osseuse, constatée radiographiquement par cet auteur.

Peut-être y a-t-il lieu d'associer ici l'iodure au mercure : Grawitz dit avoir obtenu une amélioration par le traitement ioduré seul. L'arsénobenzol a été également employé dans les anémies graves des syphilitiques. Chez un malade de Weicksel (1913), deux injections de 0 gr. 50 produisirent tout d'abord des accidents graves et même inquiétants avec baisse globulaire : c'est seulement deux mois après que le chiffre globulaire remonta aux environs de 4 millions et que le malade guérit.

Laubry et Parvu ont traité par le 606 un saturnin syphilitique atteint d'anémie au-dessous de 2 millions, sans observer aucun résultat favorable (observation inédite).

Chez l'enfant, et particulièrement chez le nourrisson, le traitement spécifique fera merveille, non seulement dans l'anémie splénique de von Jaksch-Luzet, qui, comme l'on sait, est souvent spécifique, mais aussi dans les anémies sans grosse rate. Tixier (*Paris médical*, 8 juillet 1911) rapporte deux cas assez démonstratifs parce que, dans les deux cas, la syphilis n'avait pas été diagnostiquée d'emblée et on avait institué simplement un traitement par le protoxalate de fer, qui n'avait entraîné qu'une amélioration absolument insignifiante. Au contraire, lorsque, après résultat positif de la réaction de Wassermann, le traitement mercuriel eut été institué, on vit le taux de l'hémoglobine et le nombre des globules rouges augmenter très rapidement.

Chez le nourrisson, il est utile d'associer le fer au mercure : en effet, dans l'un des cas de Tixier, le traitement mercuriel seul avait entraîné une amélioration notable, mais incomplète ; ce n'est qu'en faisant simultanément prendre du protoxalate de fer à l'enfant que l'amélioration s'accentua d'emblée. Dans l'autre cas, où mercure et fer avaient été associés dès le début, l'amélioration fut plus rapide.

Jacques Sevestre (*Thèse de Paris*, 1912) a noté, cinq jours après une injection de 2 centigrammes d'arsénobenzol, une modification de la formule sanguine dénotant une excitation des organes hématopoïétiques, puisque les globules blancs passaient de 10 200 à 20 600, les polynucléaires de 15 à 50 p. 100, et que les hématies nucléées triplaient de nombre. Malheureusement, le chiffre des globules rouges avait diminué (action brutale de l'arsenic?) et l'enfant succombait, non à l'anémie, mais aux troubles gastro-intestinaux concomitants.

En résumé, chez l'enfant, le traitement de l'anémie syphilitique se résume dans l'administration simultanée du mercure et du fer (J. Sevestre). Le fer sera administré par voie buccale (20 centigrammes de protoxalate) ; s'il était mal supporté, on pourrait lui associer du jus de citron ou de la limonade chlorhydrique. Le mercure sera donné en injections intramusculaires de benzoate ou de bi-iodure (de 3 à 5 milligrammes suivant l'âge).

**Anémies tuberculeuses.** — Dans quelques cas fort rares, la tuberculose pulmonaire s'est compliquée d'anémie grave, du type pernicieux ; c'est ainsi que, chez une malade de Pater et Rivet, le chiffre des globules rouges était tombé à 488 000 ; chez une malade de Sabrazès et Mougneau, l'anémie n'était que de 2 031 000, mais la valeur globulaire était au-dessous de la normale et il existait de la fragilité globulaire et des hématies granuleuses. Ces anémies sont d'un pronostic particulièrement mauvais, car ni le traitement symptomatique, ni le traitement causal n'ont jusqu'ici amené de résultat (A. Cain ; 1914); il en est de même dans l'anémie qui accompagne la granulie (Fiessinger).

**Anémies hémorragiques par lésion locale.** — Dans ces cas, l'indication, la plus simple de toutes, est de supprimer la lésion locale cause de l'hémorragie, et l'anémie se réparera peu à peu.

L'exemple le plus net en est fourni par les hémorroïdes qui occasionnent parfois une déglobulisation allant jusqu'à 1 500 000 (Clunet). Dans ces cas, l'intervention chirurgicale guérit à coup sûr l'anémie. Parfois ce sont de petites épistaxis répétées, comme dans le cas de Renaux (1 895 000 globules rouges et 11 p. 100 d'hémoglobine) où il existait une ulcération de la muqueuse nasale : le traitement spécifique n'amenant pas la guérison de cette lésion, on dut l'extirper chirurgicalement : l'hémoglobine remonta à 65 p. 100 en quatre semaines.

Le traitement causal est beaucoup plus difficile en cas de varices œsophagiennes et d'ulcère de l'estomac ; toutefois, il est incontestable que le traitement médical de l'ulcus améliore notablement l'anémie que présentent souvent ces malades, même s'il n'y a pas de grandes hématémèses, car il s'oppose jusqu'à un certain point à la répétition des petites hémorragies répétées et des hémorragies occultes. Il en est de même pour les lésions ulcéreuses de l'intestin.

Un problème thérapeutique plus difficile encore est celui de l'anémie post-hémorragique due aux fibromes. Nous avons observé plusieurs cas de cet ordre, dans lesquels l'anémie descendait au-dessous de 2 millions. Nombre de chirurgiens se refusent à intervenir en pareil cas à cause de la faiblesse des malades. Et pourtant, lorsque l'opération est possible, la guérison survient rapidement.

**Anémies hémorragiques par hémophilie ou purpura.** — Dans les états hémorragiques dus à un vice de la coagulation du sang (hémophilie, purpura), le traitement est purement causal, et parfois il amène une disparition complète des phénomènes anémiques.

C'est ainsi que, dans un cas de M. Labbé et Laignel-Lavastine, une jeune hémophile de seize ans, entrée à l'hôpital pour une ménorragie et du purpura, présentait une anémie de 1 488 000 globules rouges avec présence de globules à noyau. La malade fut traitée par l'opothérapie médullaire, mais aussi par l'opothérapie hépatique et les injections intraveineuses de sérum frais de cheval; ces deux dernières médications étant dirigées contre l'état hémophilique.

En un mois l'anémie avait disparu et le chiffre globulaire était monté à 6 millions. Les accidents purpuriques et hémophiliques reparurent d'ailleurs ultérieurement, mais sans anémie aussi marquée.

Dans un autre cas des mêmes auteurs (*Arch. des mal. du cœur*, 1911), le traitement — opothérapie médullaire, injections d'hémoplase, chlorure de calcium, cacodylate de soude — n'empêcha pas le chiffre des globules rouges de tomber de 1 600 000 à 532 000 et la malade succomba ; dans ce cas il semble que l'anémie ait été, jusqu'à un certain point, indépendante de l'état hémophilique et purpurique, puisqu'elle a progressé malgré la guérison de l'état hémophilique et la cessation des hémorragies.

Quoi qu'il en soit, la thérapeutique de l'hémophilie et des états hémorragipares devra toujours être tentée en pareil cas. On donnera le choix au chlorure de calcium (2 à 6 grammes par jour), aux injections de sérum frais (Em. Weil), aux injections de sérum peptoné (Nolf) (1).

**Anémie des leucémiques.** — Elle est justiciable du traitement de la leucémie elle-même, c'est-à-dire de la radiothérapie et du benzol. Il n'y a donc pas lieu, selon nous, de lutter spécialement contre la déglobulisation des leucémiques. La radiothérapie, à elle seule, fait remonter le chiffre des hématies en même temps qu'elle abaisse le chiffre des leucocytes ; mais cette action est beaucoup plus tardive et plus lente. De même, le traitement par le benzol produit une lente mais persistante élévation du chiffre globulaire. Si, au contraire, les globules rouges diminuent rapidement, c'est, d'après Aubertin et Parvu, signe que l'action hémotoxique du benzol a dépassé le but et qu'il faut, par conséquent, suspendre le traitement.

On peut toutefois, au cours du traitement des leucémies, aider directement la rénovation globulaire, et nous rappellerons que Beaujard associe fréquemment l'opothérapie médullaire à la radiothérapie : il obtient ainsi des résultats plus rapides.

### *Traitement de l'anémie elle-même.*

Théoriquement, le traitement du symptôme anémie comporte deux indications :

1° Empêcher l'hémolyse ;

2° Stimuler l'hématopoïèse.

(1) Aubertin et Lenormant ont guéri par les injections de peptone de Witte une anémie grave chez une fillette atteinte d'hémophilie à forme génitale.

La première indication, qui serait, on le conçoit, la plus importante, est malheureusement la plus difficile à remplir, faute de moyens thérapeutiques vraiment actifs.

Des recherches expérimentales fort intéressantes sur le mécanisme de l'hémolyse ont montré que certains lipoïdes jouaient un rôle important dans la destruction des hématies et ont amené quelques auteurs à proposer comme traitement des anémies graves la *cholestérine* et la *glycérine*. Malheureusement, ce traitement ne semble pas avoir donné les résultats qu'en attendaient les premiers expérimentateurs, de sorte que ces médicaments sont assez peu employés actuellement.

Par contre, la stimulation de l'hématopoïèse, c'est-à-dire

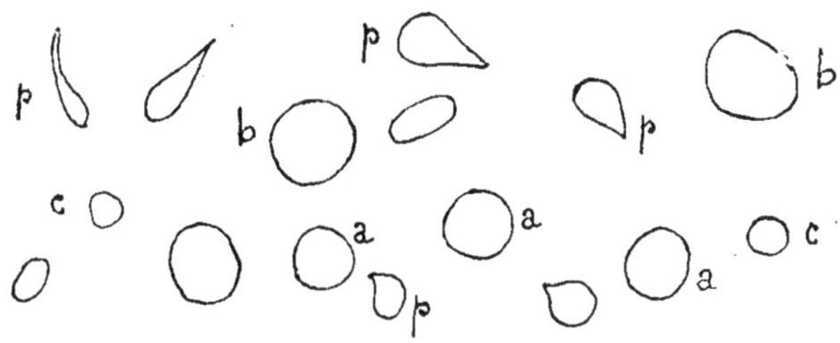


Fig. 5. — Déformations globulaires dans l'anémie pernicieuse (forme plastique).

l'excitation de la fonction médullaire produisant directement les globules rouges, est réalisable par de nombreux moyens, les uns médicamenteux et opothérapiques, les autres physiques (radiothérapie) ou même mécaniques (transfusion du sang). Ces moyens ont tous fait leurs preuves et ils ont tous, à leur actif, des succès incontestables. Et, comme ils agissent de façon différente, il en résulte qu'en pratique courante rien ne s'oppose à ce qu'on les emploie successivement ou même simultanément en présence des cas d'anémie grave. C'est d'ailleurs ce que nous conseillons de faire.

Mais il est une notion d'une importance très grande au point de vue du pronostic : avant de commencer le traitement, il est, cela va de soi, nécessaire de faire un examen hématologique portant sur le chiffre des hématies et sur le chiffre de l'hémoglobine, pour se rendre compte de l'intensité de l'anémie ; mais il faut toujours compléter cet examen par une étude cytologique complète qui seule permettra de dire si l'anémie est où non une anémie à réaction myéloïde, une anémie plastique.

Nous pouvons schématiser ces résultats dans le tableau suivant :

| *Anémie pernicieuse commune (anémie plastique).* | *Anémie aplastique.* |
|---|---|
| Déformations globulaires très marquées. | Pas de poïkilocytose. |
| Globules nains et globules géants. | Pas d'anisocytose. |
| Polychromatophilie. | Pas de polychromatophilie. |
| Chiffre leucocytaire normal, abaissé ou élevé. | Chiffre leucocytaire toujours abaissé. |
| Polynucléose de 40 à 60 p. 100. | Abaissement marqué du taux des polynucléaires. |
| Myélocytose légère. | Pas de myélocytose. |
| Éosinophiles normaux ou augmentés. | Absence d'éosinophiles. |
| Globules rouges nucléés : de 1 à 5 p. 100 leucocytes. | Absence complète de globules nucléés. |
| Hématoblastes en quantité normale. | Hématoblastes absents ou très diminués. |
| Coagulation normale. | Caillot irrétractile. |

Dans le cas d'anémie plastique, quel que soit l'abaissement du chiffre globulaire et hémoglobique, tous les espoirs sont permis, même si les globules nucléés sont des mégaloblastes et si le sang paraît très « dégénéré », selon l'expression — inexacte, comme l'a montré Aubertin — des auteurs allemands.

Et, par anémie plastique, nous n'entendons pas seulement ces cas, d'ailleurs rares, où les globules nucléés sont relativement nombreux (10 à 20 et même plus pour 100 leucocytes), mais même ces cas, *qui sont les plus fréquents*, où ces éléments sont en faible nombre (1 ou 2 p. 100 leucocytes) et pour lesquels M. Chauffard a employé le mot d'anémie hypoplastique. Dans un cas comme dans l'autre, le traitement peut donner des résultats surprenants et très rapides.

Par contre, dans le cas d'anémie vraiment aplastique, c'est-à-dire ayant les caractères très précis et tout à fait spéciaux que nous avons décrits (1), il faut être prévenu d'avance que

(1) AUBERTIN, Les réactions sanguines dans les anémies graves, *Thèse de Paris*, 1905.

les résultats du traitement seront nuls (1). Ce sont là des anémies régulièrement progressives, des anémies graves aiguës, pourrait-on dire, et sur lesquelles le traitement n'a aucune prise, puisque la fonction de la moelle est définitivement perdue et que le sujet vit uniquement sur ses globules existants qu'il n'est pas capable de remplacer par des globules néoformés.

C'est dire que tous les résultats donnés par les différentes médications que nous allons énumérer ont trait à des anémies

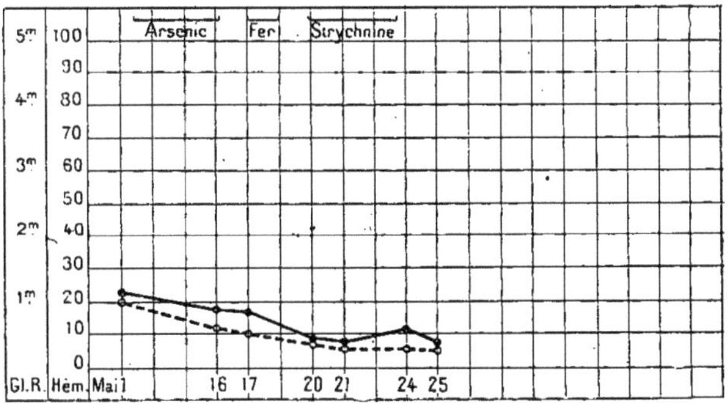


Fig. 6. — Anémie aplastique. Évolution en 25 jours (Obs. Stone).

du premier type, *qui sont d'ailleurs de beaucoup les plus fréquentes* et constituent les 99 centièmes des cas d'anémie grave.

## FER.

D'une manière générale, on peut poser en principe que *le fer est sans action sur les anémies graves* avec abaissement notable du chiffre globulaire et abaissement à peu près parallèle du taux de l'hémoglobine. Souvent même la médication ferru-

(1) On a publié quelques observations dans lesquelles, à la suite d'un traitement (arsenic, opothérapie médullaire), une anémie aplastique serait devenue plastique ; mais il s'agit là d'une erreur d'interprétation, et il suffit de lire les caractères hématologiques de ces observations pour se convaincre qu'il s'agissait là d'anémies du type courant, mais à réaction myéloïde faible.

gineuse est nocive, car elle produit des troubles gastro-intestinaux très marqués qui ont une action néfaste sur le traitement.

Mais il n'en faudrait pas conclure que le fer ne doit jamais être prescrit aux grands anémiques : dans nombre de cas, en effet, le traitement de choix que nous étudierons plus loin produit une amélioration incomplète qui se caractérise par une augmentation du chiffre globulaire assez manifeste avec ascension beaucoup plus lente du taux de l'hémoglobine réalisant un véritable syndrome chloro-anémique. A cette période, on peut et on doit employer le fer. On l'emploiera toujours avec une certaine prudence, surtout dans les anémies avec troubles digestifs.

D'autre part, on sait que le fer est un bon médicament dans les *ictères hémolytiques,* qui parfois produisent une anémie sévère se rapprochant de l'anémie pernicieuse à forme ictérique.

## ARSENIC.

L'arsenic a été jusqu'à ces dernières années le seul agent de traitement des anémies graves globulaires, et, maintenant encore, il reste au premier plan des moyens thérapeutiques employés. Nous n'avons donc pas à légitimer son emploi : de nombreux exemples ont montré ce qu'on en pouvait attendre ; nous en choisirons quelques-uns, typiques et démonstratifs. Auparavant, nous en préciserons la posologie et nous étudierons le mécanisme de son action.

**Posologie.** — Dans les états anémiques, ce sont souvent les préparations arsenicales les plus simples qui donnent les meilleurs résultats. Aussi le cacodylate et le méthylarsinate de soude n'ont-ils nullement détrôné les sels arsenicaux classiques (1).

***Acide arsénieux.*** — Il s'emploie surtout sous forme de *liqueur de Boudin* qui contient 1 gramme d'acide arsénieux par litre d'eau, et dont 20 gouttes contiennent 1 milligramme d'acide arsénieux. Cette solution étant très étendue, on peut facilement en fractionner les doses.

On commence par 20 gouttes par jour, puis on monte progressivement jusqu'à 40, 60 gouttes ; on peut même donner une cuillerée à café en surveillant l'état de l'intestin. C'est une excellente préparation que nous employons souvent et dont nous n'avons qu'à nous louer.

(1) L'arsénobenzol sera étudié à part, dans le chapitre suivant.

Les *granules de Dioscoride* sont ainsi composés :

| | |
|---|---|
| Acide arsénieux | 0 gr. 001 |
| Sucre de lait | 0 gr. 04 |
| Poudre de gomme | 0 gr. 01 |
| Mellite simple | Q. S. |

Ils sont également faciles à manier ; quant aux *pilules asiatiques*, elles contiennent 5 milligrammes d'acide arsénieux par pilule.

D'une manière générale, il faut chez les anémiques, employer des doses d'acide arsénieux beaucoup plus fortes que chez les tuberculeux. On pourra aller jusqu'à 5 milligrammes par jour pendant quinze jours consécutifs et même 1 centigramme si l'on emploie la liqueur de Boudin.

***Arsénite de potasse.*** — C'est un sel fréquemment employé sous forme de *liqueur de Fowler* qui contient 1 centigramme d'acide arsénieux pour XXIII gouttes :

| | |
|---|---|
| Acide arsénieux | 1 gramme. |
| Carbonate de potasse pur | 1 — |
| Alcoolat de mélisse composé | 3 grammes. |
| Eau distillée | 95 — |

On l'emploiera à la dose de X à XX gouttes par jour, ou par doses progressivement ascendantes et descendantes selon la technique classique.

L'arsénite de potasse peut être employé également en injections sous-cutanées selon la formule suivante :

| | |
|---|---|
| Arsénite de potasse | 0 gr. 20 |
| Chlorure de sodium | 0 gr. 27 |
| Eau distillée | 20 cc. |

dont on injectera de VI à XX gouttes par jour à doses progressivement croissantes.

Dans certains cas, ces injections d'arsenic inorganique ont paru donner de meilleurs résultats que les injections de cacodylate de soude.

***Arséniate de soude.*** — Il s'emploie surtout sous forme de liqueur de Pearson :

| | |
|---|---|
| Arséniate de soude | 0 gr. 05 |
| Eau distillée | 30 grammes. |

dont XII gouttes contiennent 1 milligramme d'arséniate de soude. On peut aller jusqu'à LX gouttes par jour.

*Cacodylate de soude.* — Dans les anémies graves, les injections sous-cutanées de cacodylate de soude ont été souvent employées, à la dose de 5 à 10 centigrammes par jour. Incontestablement, elles donnent des résultats dans bien des cas. Toutefois, il ne semble pas que, dans la majorité des cas, elles soient supérieures à l'arsenic inorganique absorbé *per os*. Nous dirons même que parfois elles semblent moins actives.

Peut-être, lorsqu'il s'agit de stimuler la nutrition par des doses faibles, les cacodylates ont-ils une très remarquable supériorité. Mais, lorsqu'il s'agit de toucher directement les globules rouges par des doses un peu plus fortes, les sels inorganiques absorbés par voie digestive semblent en général agir mieux.

C'est pourquoi nous conseillons des doses fortes (10 centigrammes par jour), quitte à suspendre un peu plus tôt et à s'arrêter au bout de huit jours par exemple.

***Méthylarsinate de soude.*** — L'arrhénal peut être employé en ingestion ; mais, là encore, sa supériorité sur les arsenicaux classiques n'est pas frappante, — à en juger par les résultats cliniques tout au moins.

En injections sous-cutanées (employé à dose de 5 centigrammes par jour), il nous a semblé donner des résultats supérieurs à ceux du cacodylate. Aussi est-ce à cette préparation que nous donnerons la préférence, ainsi qu'à l'arsénite de potasse injectable.

En résumé, les meilleures préparations — au point de vue spécial du traitement des anémies graves — nous semblent être :

En ingestion : la liqueur de Boudin ; la liqueur de Fowler;

En injection : l'arsénite de potasse ; l'arrhénal.

Ajoutons que l'arséniate de fer et l'arséniate de strychnine, de même que les cacodylates de fer et de strychnine, ne nous ont pas paru avoir une supériorité nette sur l'arsenic et le fer ou la strychnine employés séparément, et qui sont ainsi plus faciles à doser, et à modifier selon les signes d'intolérance.

**Mode d'action de l'arsenic.** — Les auteurs qui ont étudié chez l'homme l'action de l'arsenic sur le sang sont arrivés à des résultats qui semblent au premier abord contradictoires : en effet, si Cutler et Bradford, opérant sur l'homme sain, ont constaté une légère augmentation des hématies, d'autres, plus nombreux (Delpeuch, Stierlin, Biernacki), ont, au contraire, observé de la diminution des globules rouges, la teneur en hémoglobine demeurant à peu près constante.

Expérimentalement, Silbermann, Stierlin, Bettmann ont montré que l'arsenic était un poison déglobulisant.

Faut-il voir là une contradiction irréductible avec les résultats thérapeutiques? Il ne le semble pas, comme l'a bien montré Louis Bloch-Michel dans un travail très remarquable où l'action de l'arsenic à différentes doses a été étudiée sur le sang, la moelle, la rate et les ganglions (1).

De ses recherches, Bloch-Michel conclut que l'arsenic est bien un « poison du sang ». Il exerce sur les différentes cellules du sang et des organes hématopoïétiques une action destructive nécrosante,

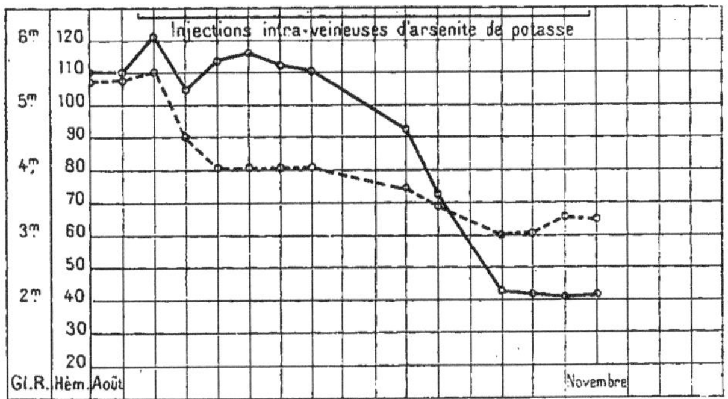


Fig. 7. — Anémie arsenicale expérimentale (Expér. Bloch-Michel).

qui se traduit dans le sang circulant par une baisse quantitative des éléments, et dans les organes hématopoïétiques par des lésions dégénératives, et ensuite par des phénomènes d'ordre macrophagique.

Cette destruction fait place *secondairement*, au cours de l'intoxication aiguë, à un processus de rénovation intense et tel, pour ce qui est des hématies, que le taux globulaire remonte généralement à ce moment plus haut que le chiffre initial. Cette rénovation s'accompagne fréquemment d'une légère myélémie. Elle reconnaît toujours pour cause une réaction à la fois normoblastique et neutrophile de la moelle osseuse, déjà suivie d'un léger réveil de l'activité myéloïde de la rate et des ganglions.

Dans l'intoxication chronique, les deux processus de destruction et de réparation évoluent simultanément.

(1) L. Bloch-Michel, Action de l'arsenic sur le sang et les organes hématopoïétiques. *Thèse de Paris*, 1908.

Anatomiquement, ils se traduisent, le premier par des phénomènes d'ordre macrophagique pouvant amener, au niveau de la rate, des lésions de sclérose pigmentaire ; le second, par une réaction médullaire totale, une activité myéloïde intense de la rate et des ganglions, et une hyperplasie des follicules spléno-ganglionnaires.

L'état du sang reflète la lutte de ces deux processus. Au début, si les doses sont faibles, l'activité réparatrice peut l'emporter sur la destruction cellulaire, et on assiste à une courte période de *polyglobulie.* Puis la déglobulisation l'emporte et l'on voit se produire un syndrome analogue — en moins accusé — à l'anémie pernicieuse humaine orthoplastique : hypoglobulie considérable accompagnée d'une myélémie qui traduit une hyperplasie considérable de la moelle. En somme, à cette période, les phénomènes de destruction et de rénovation hématique évoluent simultanément : au cours de l'anémie arsenicale, l'activité des organes hématopoïétiques, si elle est impuissante à réparer les pertes, manifeste cependant son activité d'une manière constante, par la mise en circulation d'éléments jeunes.

Cette action destructive de l'arsenic sur les globules rouges ne se fait pas par un processus à proprement parler *hémolytique,* car, *in vitro,* une solution isotonique d'arsénite de potasse ne produit pas de dissolution de l'hémoglobine. Il s'agit donc d'une action toxique spéciale. D'autre part, l'intoxication arsenicale provoque une diminution de la résistance des globules rouges, surtout marquée pour la résistance minima (Bloch-Michel).

Quant au mécanisme de la *rénovation* globulaire, qui nous intéresse spécialement ici, il semble lié à la destruction globulaire et aux phénomènes de nécrose qui se produisent au sein des organes hématopoïétiques, de sorte que Bloch-Michel se demande si ce n'est pas dans ce processus destructeur lui-même qu'il faut chercher le facteur de la rénovation sanguine. Pour lui, l'action excitatrice que l'arsenic pourrait exercer, directement et primitivement, sur l'hématopoïèse est des plus douteuses. Aussi range-t-il l'arsenic parmi les médications hémolytiques dont l'emploi a été essayé dans les états anémiques : les sérums hémolytiques et la radiothérapie.

Nous nous rallions d'autant mieux à cette opinion que nous avons vu parfois, au cours des anémies, l'arsenic, arme à double tranchant, provoquer ou accentuer tout au moins temporairement la déglobulisation.

En ce qui concerne l'action thérapeutique de l'arsenic sur des lapins anémiés par saignées ou par le toluylène-diamine, Bloch-Michel n'a rien obtenu de bien net, car, dans ces cas, la réparation globulaire se fait spontanément avec une rapidité très grande.

**Résultats généraux.** — D'une manière générale, la médication arsenicale produit dans les anémies une augmentation du chiffre des globules rouges. Cette augmentation est plus ou moins rapide selon l'intensité de l'anémie, selon sa cause, et surtout selon l'état fonctionnel de la moelle osseuse.

Cette augmentation du chiffre globulaire est-elle accompagnée d'une élévatio n du taux de l'hémoglbine ? Généralement oui dans les a némies globulaires, généralement non dans les chloro-anémies.

Aubertin a montré cette dissociation de l'action de l'arsenic sur le sang (1). Dans les cas d'anémie grave, où la valeur globulaire est élevée, la médication arsenicale, quand elle fait remonter le chiffre des hématies, fait parfois remonter *du même coup*, et sans qu'il soit besoin d'aucune médication par le fer, le chiffre de l'hémoglobine ; souvent même, dans ces cas, on voit des malades dont le chiffre globulaire est monté aux environs de 4 millions présenter encore une valeur

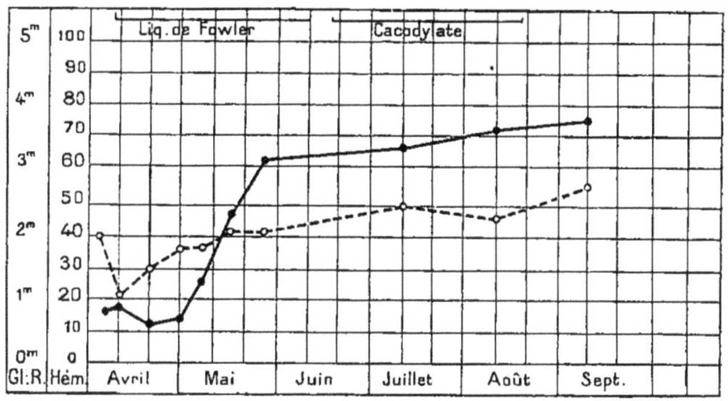


Fig. 8. — Amélioration purement globulaire par l'arsenic (Obs. Bierring).

globulaire élevée (par exemple 3 500 000 et 90 p. 100 d'hémoglobine). C'est là un fait assez spécial aux anémies graves. Dans d'autres cas, le traitement arsenical fait remonter le chiffre globulaire, mais fait à peine remonter l'hémoglobine qui, au bout d'un certain temps, reste stationnaire. C'est ce qui s'est produit chez le malade dont la figure 7 représente l'évolution des globules et de l'hémoglobine sous l'action de l'arsenic. L'amélioration globulaire a été remarquable, puisque le chiffre des hématies est monté de 850 000 à près de 4 000 000. Mais, à partir du deuxième mois de traitement, le malade est devenu un chloro-anémique (3 580 000 et

(1) Aubertin, Action comparée de l'arsenic et du fer dans les anémies (*Presse médicale*, 20 mai 1914).

45 p. 100 d'hémoglobine) par suite du peu d'amélioration du taux de l'hémoglobine.

Dans les premiers cas, il est probable que les réserves de fer de l'organisme sont suffisantes, et que le métabolisme du fer est resté normal ; seul le processus histologique de la formation globulaire est troublé : les globules néoformés grâce au traitement trouvent immédiatement à se charger d'hémoglobine. Dans les cas du second groupe, il y a insuffisance de fer et la médication arsenicale produit une multiplication des globules rouges qui ne peuvent se charger qu'incomplètement d'hémoglobine.

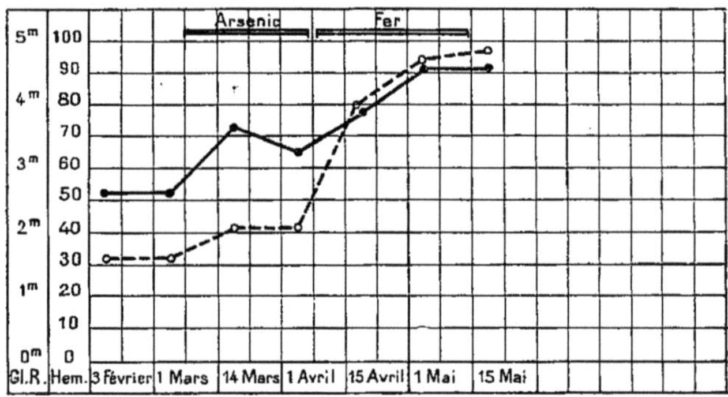


Fig. 9. — Action comparée de l'arsenic et du fer (Obs. Aubertin).

Dans les cas de chloro-anémie où la valeur globulaire est basse, on peut voir le traitement arsenical faire monter le chiffre des globules rouges sans que l'hémoglobine augmente notablement : la valeur globulaire baisse donc de ce fait. L'observation d'Aubertin est assez caractéristique :

Il s'agit d'une jeune fille de seize ans venue consulter pour pâleur, fatigue et dyspnée, mais ne présentant ni troubles digestifs, ni palpitations, ni œdèmes, ni albuminurie, et, fait intéressant, ni modification des règles. Les globules rouges sont à 2 600 000, l'hémoglobine à 30 p. 100. Il y a donc à la fois anémie globulaire et chloro-anémie, puisque la valeur globulaire est diminuée. Au bout de quinze jours de traitement arsenical (liqueur de Boudin : 5 gr. par jour), le chiffre globulaire a augmenté notablement (3 590 000), mais l'hémoglobine a à peine augmenté (40 p. 100) ; quinze jours plus tard, malgré la continuation du traitement, le chiffre globulaire tend à baisser (voir la figure 9).

On supprime alors l'arsenic et on institue la médication par le fer (protoxalate : 0,20). Rapidement le chiffre globulaire remonte à 3 920 000, puis à 4 510 000, et, en même temps, l'hémoglobine monte franchement, cette fois, à 80 p. 100, puis à 95 p. 100. Tous les troubles associés dits anémiques (pâleur, faiblesse, dyspnée) disparaissent complètement; ils avaient persisté pendant la cure arsenicale.

Voici donc un exemple très net montrant que l'arsenic, bien que capable de faire monter rapidement le chiffre globulaire, est impuissant à faire monter la teneur en hémoglobine du sang. La médication ferrugineuse, au contraire, fait rapidement monter l'hémoglobine, et aussi, il faut le dire, le chiffre des hématies.

Nous avons vu, dans ce cas, l'arsenic, après avoir fait monter le chiffre des globules rouges, le faire légèrement diminuer dans la suite du traitement. Ce résultat n'est paradoxal qu'en apparence, et ce que nous avons dit de l'action hémolytique de l'arsenic suffit à l'expliquer : il est probable que, dans ce cas, la dose a été ou trop forte ou trop prolongée. De tels faits ont été déjà signalés.

La courbe suivante (fig. 10) représente l'action exercée par le régime, l'arsenic et le fer chez un rachitique observé par

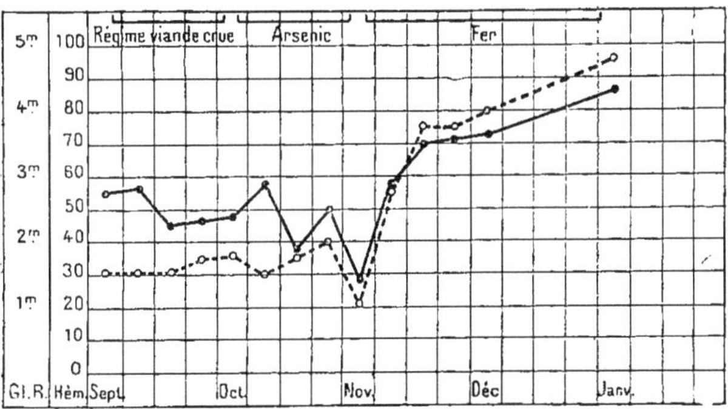


Fig. 10. — Action du régime, de l'arsenic et du fer chez un rachitique anémique (Obs. Tixier).

Tixier. On y voit nettement l'arsenic provoquer une accentuation de l'anémie, avec chute parallèle du chiffre des hématies et de l'hémoglobine : ce n'est que le fer qui, employé ultérieurement après suppression de l'arsenic, fit remonter et le taux de l'hémoglobine (effet prévu), et le chiffre des globules (effet moins connu, mais indéniable, de la médication martiale).

**Résultats dans les anémies graves.** — Dans les anémies au-dessous de 2 millions, la médication arsenicale donne deux fois sur trois de bons résultats, surtout quand ces anémies ne sont pas trop anciennes. En effet, plus l'anémie date de loin, surtout s'il y a eu des rechutes, moins le traitement a de prise sur elle.

Généralement, l'arsenic à l'intérieur (liqueur de Boudin ou liqueur de Fowler) est suffisant. En cas de troubles digestifs très nets ou de signes d'insuffisance hépatique, on peut avoir avantage à le prescrire par voie hypodermique, et, dans ces cas, il semble que les injections d'arsénite de potasse soient supérieures aux injections de cacodylate ou de méthylarsinate disodique.

A propos de cette question de l'insuffisance hépatique, nous devons faire remarquer que l'ictère, chez les grands anémiques, n'est pas une contre-indication formelle à la médication arsenicale. Cet ictère est en effet, neuf fois sur dix, un ictère hémolytique, et ce n'est que dans les cas, assez rares, en somme, où l'arsenic augmente la déglobulisation, qu'il peut avoir une influence néfaste sur le foie.

En général, les résultats de la cure arsenicale sont moins rapides que ceux de l'opothérapie médullaire : il est rare de voir le chiffre globulaire monter en quinze jours de 600 000 à 3 millions, comme avec le traitement opothérapique. Le plus souvent, il faut deux ou trois mois pour voir remonter notablement le chiffre globulaire. La figure 7 représente un cas favorable, et l'on voit le chiffre globulaire monter au-dessus de 3 millions en un peu moins de deux mois.

Bien souvent l'amélioration sera moins nette et le chiffre globulaire atteindra péniblement 2 millions, pour retomber ensuite.

Dans les rechutes, le résultat sera souvent à peu près nul.

Enfin, en cas d'anémie aplastique, le résultat sera toujours absolument nul, comme d'ailleurs avec les autres médications (voir figure 11).

**Résultats dans les anémies moyennes.** — Ils sont presque toujours excellents, et souvent très rapides. Les anémies d'origine digestive, les anémies des tuberculeux sont améliorées en moins d'un mois par la médication arsenicale sous n'importe quelle forme. Il arrive même souvent, chez les tuberculeux, qu'on croie à une amélioration de l'état général, alors que c'est seulement l'état du sang qui a été modifié et que, corrélativement, certains symptômes (céphalée, palpitations, dyspnée d'effort) ont disparu en même temps que l'anémie. Il en est de même chez certains cancéreux : l'arsenic améliore l'anémie, les malades se sentent plus forts, mais la maladie elle-même n'est nullement modifiée.

Les exemples d'anémies au-dessus de 3 millions améliorées par l'arsenic sont d'observation courante et il est inutile

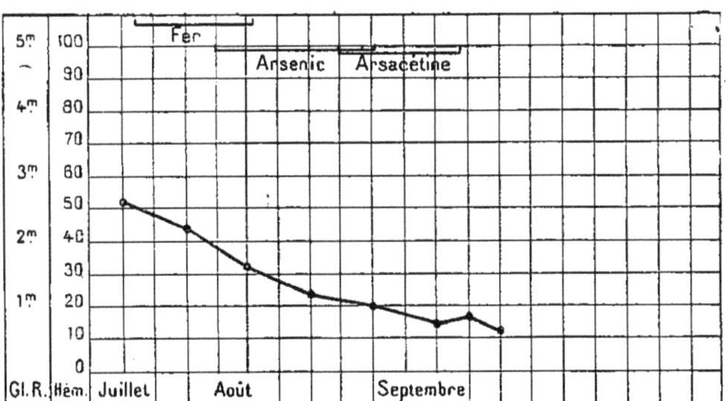


Fig. 11. — Anémie aplastique. Évolution en 3 mois. Échec de l'arsenic (Obs. Carslaw et Dunn).

d'en citer de nouveaux. Mais voici un cas, d'ailleurs assez banal, d'anémie un peu plus intense, que nous citons pour montrer avec quelle rapidité peut agir l'arsenic.

Jeune fille de seize ans ; anémie avec souffles jugulaires et cardiaques, dyspnée, céphalée, pâleur considérable, règles conservées, absence de troubles digestifs. Hémoglobine : 25 p. 100. Globules rouges : 2 200 000 avec poïkilocytose et anisocytose. Rien de particulier du côté des leucocytes.

Traitement par le protoxalate de fer seul : aucun résultat clinique ni hématologique.

Traitement par l'arsenic (12 injections sous-cutanées quotidiennes d'arrhénal). Au bout de ce traitement, reprise des couleurs et des forces, disparition de la céphalée et de la dyspnée d'effort. Globules rouges : 3 000 000. Quelques jours après, guérison complète.

## ARSÉNOBENZOL.

L'idée de substituer le 606 aux autres préparations arsenicales dans le traitement des anémies est venue à de nombreux auteurs, et Byrom Bramwell (*Brit. med. Journ.*, 22 juin 1912) s'est montré particulièrement enthousiaste des résultats obtenus par ce traitement dans un certain nombre de cas, traités pourtant par la méthode des injections arsenicales intramusculaires.

Il dit avoir vu, depuis trente ans, de nombreux cas d'anémie pernicieuse améliorés temporairement par le traitement arsenical courant, et même quelques cas dans lesquels l'amélioration s'est poursuivie plusieurs années, mais jamais il n'a observé une amélioration aussi remarquable que celle qui a été produite par le 606 dans deux cas sur les sept qu'il a publiés. Il insiste sur ce fait que, dans les anémies guéries

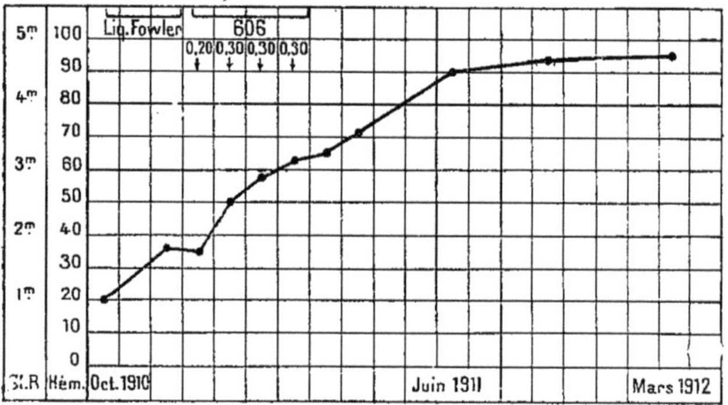


Fig. 12. — Anémie pernicieuse ; guérison par l'arsénobenzol (Obs. Byrom Bramwell).

par l'arsenic, il persiste toujours une légère teinte jaunâtre de la peau et des muqueuses, qui ne trompe pas un œil exercé, alors que, chez les malades guéris par le salvarsan, non seulement tous les troubles ont disparu, mais encore la teinte de la peau est absolument normale.

Un de ses malades (fig. 12), âgé de quarante-neuf ans, était dans un état assez grave (dyspnée, œdèmes, hypotension à 8 centimètres, souffles cardiaques). Traité par l'arsenic à l'intérieur, il avait été d'abord amélioré (de 1 million à 1 800 000), mais, l'arsenic ayant produit de la diarrhée et ayant dû être interrompu, le chiffre globulaire recommençait à descendre. Quatre injections de 606 (à 30 centigrammes chacune) espacées en deux mois amenèrent rapidement une montée à 3 200 000, et l'amélioration se poursuivit après la cessation du traitement, puisque, quatre mois après et l'année suivante, le chiffre globulaire était au-dessus de 4 500 000 et que le malade pouvait faire à pied plus de 25 kilomètres sans fatigue. Dans un autre cas, le chiffre globulaire montait à la fin du traitement à 6 210 000 avec 120 p. 100 d'hémoglobine, et la guérison survenait.

Il est à remarquer que parfois, malgré des injections répétées, le chiffre globulaire reste très bas pendant de longues semaines, et que ce n'est que longtemps après que le chiffre globulaire remonte aux environs de la normale (deux mois dans un cas de B. Bramwell).

Mais, dans plusieurs observations, les résultats ont été très précaires et même nuls et les malades ont succombé au cours du traitement. Il eût été intéressant d'étudier cytologiquement le sang dans tous ces cas, afin d'essayer de voir si cet échec ne tenait pas à une formule hématologique spéciale (anémie aplastique, par exemple).

M. Laubry nous a communiqué une observation assez nette d'anémie pernicieuse améliorée par le 606. Il s'agissait d'une femme de vingt-huit ans, atteinte d'anémie grave avec rate légèrement augmentée de volume. Gl. R. = 1 600 000. Bien que la réaction de Wassermann fût négative, on avait d'abord traité la malade par le cyanure de mercure (12 injections), sans résultat. On fit alors une injection intraveineuse de 12 centigrammes d'arsénobenzol : le soir même, poussée thermique à 40°, puis état semi-comateux pendant quarante-huit heures. Le surlendemain, le chiffre des globules rouges n'était que de 1 million. L'amélioration survint cependant ensuite et, le quinzième jour, la malade sortait de l'hôpital : le chiffre globulaire était à 2 400 000.

Ce fait est instructif et montre que des accidents graves peuvent être produits chez les anémiques par des doses faibles de 606. M. Parvu, qui a fait un grand nombre d'injections arsenicales chez des malades de cette nature, s'en tient actuellement à la dose maxima de 10 centigrammes de néosalvarsan. Il estime d'ailleurs que cette thérapeutique est, en général, de peu d'utilité dans l'anémie pernicieuse. M. Leede pense que, dans l'anémie pernicieuse, le salvarsan est contre-indiqué : sur 5 malades qu'il a traités, 4 moururent rapidement après l'injection.

## OPOTHÉRAPIE MÉDULLAIRE.

La moelle osseuse est le lieu d'origine des éléments du sang : aussi l'opothérapie médullaire constitue-t-elle le traitement *spécifique* des états où il y a insuffisance de formation des globules rouges et blancs. En pratique courante, c'est seulement dans les états anémiques qu'on l'emploie : il semblerait logique de s'en servir dans certaines infections, pour stimuler la leucopoïèse, mais cette action de l'opothérapie a été peu étudiée, et nous possédons, pour exciter la fonction leucocytaire, des agents médicamenteux (métaux colloïdaux, gélatine, térébenthine) qui, pour n'être pas spécifiques, n'en sont pas moins excellents.

L'opothérapie ne saurait agir en *remplaçant* la moelle des anémiques puisque ce que cette moelle doit produire est, non pas une sécrétion soluble, mais un élément cellulaire spécifique. Elle agit seulement en *excitant* la fonction médullaire insuffisante ou déviée. Il résulte de ce fait que, lorsque la moelle est complètement dégénérée (anémie aplastique), l'opothérapie est aussi impuissante que les autres moyens thérapeutiques.

De plus, l'action de la moelle étant une action d'excitation et non de remplacement, il sera le plus souvent inutile d'employer des doses très élevées.

**Posologie.** — On doit toujours employer la moelle *rouge* provenant d'animaux *jeunes*. Chez les animaux jeunes, en effet, la moelle est très active et presque entièrement cellulaire : sur les coupes, elle apparaît comme une nappe à peu près uniforme de cellules contenues dans un réticulum, et ces cellules sont les cellules mères des globules rouges et des globules blancs (hématies nucléées et myélocytes). A mesure que l'animal avance en âge, le tissu noble se raréfie et il est remplacé par de la graisse ; de sorte que, chez un animal adulte et surtout âgé, on trouve sur les coupes une grande quantité d'aréoles graisseuses, le tissu myéloïde se trouvant réduit à des îlots situés dans l'interstice des vésicules adipeuses.

On peut se rendre compte de ces différences par l'analyse chimique. Voici les chiffres trouvés par Roger et Josué chez le bœuf et le veau (ce dernier animal étant le plus souvent employé en opothérapie) :

| | Eau. | Graisse. |
|---|---|---|
| Veau | 39,19 | 48,00 |
| Bœuf | 6,71 | 82,74 |

Il y a une autre raison qui fait préférer la moelle des animaux jeunes : c'est qu'elle contient, comparativement, beaucoup plus de cellules rouges par rapport aux cellules blanches.

Enfin il serait intéressant d'employer la moelle d'un animal jeune *récemment saigné* et se trouvant en période de réparation sanguine : on renforcerait ainsi l'action de l'opothérapie d'après la méthode de Carnot.

***Moelle fraîche.*** — C'est le procédé de choix : nous l'avons employé plusieurs fois en contrôlant par l'examen histologique la teneur en cellules de l'organe. Il faut employer de la moelle des os longs (partie juxta-épiphysaire) du veau (1), triturée et additionnée de sucre ou de confiture. Quelques malades préfèrent la prendre mélangée à du bouillon.

La dose que nous avons employée est de 50 grammes par jour. Mais Fabian a prescrit des doses beaucoup plus fortes : 75 grammes au début, en augmentant régulièrement jusqu'à 300 et même 500 grammes. Il ne semble pas que ces doses très fortes donnent des résultats supérieurs aux doses moyennes, et elles risquent d'amener de l'intolérance gastrique.

La *gelée de moelle* a été recommandée par Barrs, comme de goût plus agréable et de digestion plus facile que la moelle en nature :

Dans un mortier bouilli on mélange 20 grammes de gélatine, ramollie par l'addition d'une quantité suffisante d'eau, avec 30 grammes de glycérine ; dans un autre mortier, on triture 90 grammes de moelle osseuse rouge avec 30 grammes de vin de Porto ; on réunit les deux mélanges et on obtient ainsi, après refroidissement, une pâte dont le goût n'est pas désagréable.

La *moelle pulpée glycérinée* est préparée par Carrion en petits flacons contenant une dose quotidienne : nous avons souvent utilisé cette préparation avec des résultats presque aussi bons qu'avec la moelle fraîche.

On peut également prendre en lavements la moelle soit glycérinée, soit en nature.

(1) Carrion emploie la moelle *épiphysaire* et la prépare de la manière suivante :

On dépouille d'abord les épiphyses de leur revêtement de tissu compact, tissu qui ne présente pas, chez le veau avant terme utilisé à cet effet, une grande dureté. Reste le tissu spongieux. Celui-ci est soumis à l'action puissante d'un broyeur de Borrel, tournant, sous l'effort d'un moteur électrique, à raison de plusieurs milliers de tours par minute. Ainsi, le tissu squelettique se trouve rapidement broyé, finement pulvérisé ; la moelle épiphysaire est dès lors libérée parfaitement, avec les innombrables cellules qu'elle renferme.

Enfin, par simple addition de glycérine, substance dont on connaît le pouvoir conservateur vis-à-vis des ferments, on assure au produit obtenu la stabilité nécessaire.

*Poudre de moelle.* — On emploie soit des cachets de 10 ou 20 centigrammes (deux ou trois par jour), soit des comprimés desséchés à zéro degré dans le vide. Cette dessiccation est d'ailleurs d'autant plus difficile que la moelle contient plus de graisse.

Nous avons obtenu des résultats indiscutables par la poudre de moelle, mais moins nets qu'avec la moelle fraîche. En général, dans les anémies graves, nous préférons employer la moelle fraîche ; dans les anémies moyennes (au-dessus de 2 millions), les cachets et comprimés peuvent suffire. Toutefois nous avons traité par les comprimés une anémie pernicieuse (à forme ictérique) chez un enfant de sept ans dont le chiffre globulaire oscillait entre 1 million et 1 million et demi, et cela avec un résultat satisfaisant.

*Extraits injectables.* — Nous avons utilisé des extraits de deux sortes qui nous ont été préparés par M. Choay :

1° Des ampoules de solution *aqueuse* de moelle osseuse fœtale dont 1 centimètre cube correspondait à 10 centigrammes d'extrait ;

2° Des ampoules de solution *huileuse* des graisses et lipoïdes du même extrait, dont 1 centimètre cube contient les graisses et lipoïdes des 10 centigrammes d'extrait total, soit 0 gr. 0056 de substances.

Cette faible teneur en graisses et lipoïdes (5,6 p. 100 de l'extrait total) montre bien qu'il s'agit de moelle rouge, active (1).

Les injections de la solution huileuse sont assez douloureuses, et nous avons préféré employer les ampoules de la solution aqueuse qui nous ont donné de bons résultats : il est vrai que nous n'avons pas encore eu l'occasion de les employer dans des anémies au-dessous de 1 million.

*Lipoïdes.* — Ils ont été récemment préconisés par Iscovesco. Nous n'avons pas eu l'occasion de les employer.

**Résultats dans les anémies graves.** — Dans plus de la moitié des cas d'anémie pernicieuse (aux environs de 1 million) où l'opothérapie médullaire a été employée seule, nous avons vu le chiffre globulaire monter — parfois très rapidement — et le malade s'acheminer vers une guérison parfois durable, parfois suivie de rechute.

Les cas dans lesquels l'opothérapie médullaire est impuissante semblent les suivants :

(1) Le rendement de la moelle osseuse fraîche en extrait total (c'est-à-dire en moelle sèche) a été trouvé par M. Choay de 33 p. 100, d'où il résulte que :
1 cc. = 0 gr. 10 d'extrait ou 0 gr. 30 de moelle fraîche;
1 cc. = 0 gr. 0056 de lipoïdes venant de 0 gr. 30 de moelle fraîche.

1° Les cas d'anémie *aplastique* caractérisés par la formule suivante : chiffre globulaire en baisse progressive et régulière ; absence de déformations et d'anisocytose ; absence *complète* de globules rouges à noyau ; leucopénie ; inversion de la formule leucocytaire avec abaissement notable des polynucléaires (au-dessous de 30 p. 100) ; absence d'éosinophiles et de myélocytes ; et, l'on peut ajouter, absence de rétraction du caillot et diminution considérable des globulins ;

2° Les cas très rares d'anémie *à réaction embryonnaire* rappelant celle de la leucémie aiguë, et qui se comportent cliniquement comme des anémies aplastiques ;

3° Certains cas d'anémie plastique dans lesquels la réac-

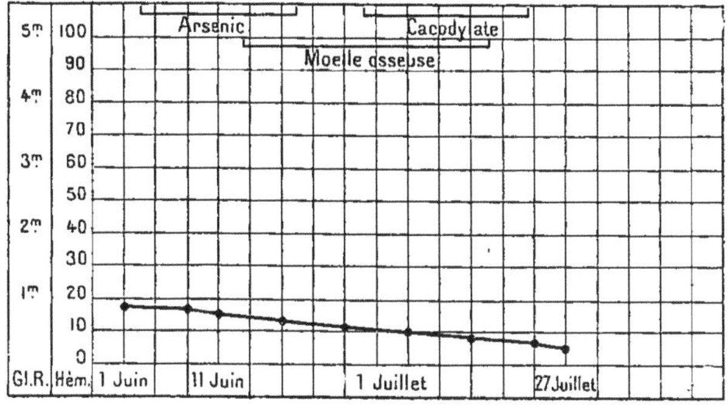


Fig. 13. — Anémie aplastique. Évolution en 2 mois. Échec de l'arsenic et de l'opothérapie (Obs. Vaquez et Aubertin).

tion hémopoïétique existe parfois, même très intense, mais anormale. Par exemple les cas qui se caractérisent hématologiquement par une *lymphocytose* très marquée, ou ceux qui, comme celui de Menetrier et Aubertin (*Soc. méd. des hôp.*, 1906) présentent au contraire une *myélocytose* d'une intensité tout à fait insolite (30 p. 100) avec peu de globules à noyau. En pareil cas, la réaction médullaire est déviée et ne peut parvenir à refaire des globules rouges.

Pourtant, comme nous le verrons plus loin, l'opothérapie peut régulariser la fonction médullaire en activité anormale, et, conséquemment, produire une amélioration ;

4° Les *rechutes*. Ce phénomène est presque toujours facilement explicable. En général, dans les rechutes, la moelle est appauvrie, parfois même épuisée et le sang ne contient plus que de rares globules à noyau. C'est pourquoi, même si le chiffre des hématies est assez élevé, il faut porter, en pareil cas, un pronostic très réservé.

D'autres fois, au cours d'une rechute, le sang semble aussi riche en éléments embryonnaires qu'il était auparavant, et pourtant le traitement par l'opothérapie reste inefficace, alors qu'il avait donné naguère un résultat remarquable ;

5° Certains cas qui ne semblent pas présenter de particularités spéciales dans leur formule leucocytaire ni dans leurs lésions globulaires, dans lesquels le sang contient des globules nucléés, mais en faible proportion. Dans ces cas, qui diffèrent peu des cas améliorables, il est presque impossible de prévoir l'échec de l'opothérapie.

Si maintenant nous reprenons les cas dans lesquels l'opothérapie s'est montrée impuissante, nous voyons qu'ils rentrent presque tous dans les quatre premières catégories ; ce sont des cas où, selon nous, on peut, par l'examen approfondi du sang, prévoir l'échec de l'opothérapie — et d'ailleurs, il faut le dire, de toute autre médication excitatrice de la fonction hémopoïétique.

Les cas dans lesquels la réaction myéloïde est celle que l'on trouve habituellement dans les anémies graves — et qui a été longuement décrite dans la thèse d'Aubertin — sont, sauf une minorité, susceptibles d'être très améliorés par l'opothérapie.

Nous allons maintenant prendre quelques exemples destinés à montrer avec quelle rapidité peut se faire cette amélioration, et, en même temps, par quel mécanisme elle se produit.

L'observation la plus démonstrative est celle qui a été publiée par MM. Menetrier, Aubertin et Bloch à la Société médicale des hôpitaux (7 avril 1905) et dans laquelle le mécanisme de l'amélioration a été étudié de très près :

Femme de quarante et un ans. Anémie cryptogénétique datant de quelques mois. Pâleur extrême, œdème généralisé, souffles cardiaques, température entre 38° et 39°, prostration avec délire, diarrhée et vomissements. Globules rouges : 680 000, avec mégaloblastes.

On met la malade à l'opothérapie médullaire (50 gr. de moelle rouge de veau crue, hachée, dans du bouillon) ; viande crue ; pas d'autres médicaments. Dès les premiers jours, diminution des œdèmes, des vomissements, de la fièvre. Après douze jours, le chiff e globulaire est à 1 400 000 ; puis l'amélioration devient évidente ; l'appétit reparaît ; les vomissements, les œdèmes, la fièvre ont disparu. En moins d'un mois, le chiffre globulaire monte au-dessus de 3 000 000, *la valeur globulaire restant au-dessus de la normale* (voir la figure 14), et la malade sort, sur sa demande.

Comment s'est produite cette amélioration hématologique? MM. Menetrier, Aubertin et Bloch l'ont étudiée en détail et suivie pas à pas, et nous résumerons ici leur description, qui peut servir de schéma à toutes les observations du même type.

Avant le traitement, on note une poïkilocytose, une anisocytose, et une polychromatophilie extrêmement marquées. Les globules blancs sont au nombre de 4 800 ; il existe des myélocytes et des cellules de Turk. Les globules nucléés sont assez abondants : 5 p. 100 leucocytes, et *ce sont seulement des mégaloblastes*. Un quart d'entre eux ont un aspect anormal : les uns ont un protoplasma extrêmement polychromatophile, les autres ont un noyau en division

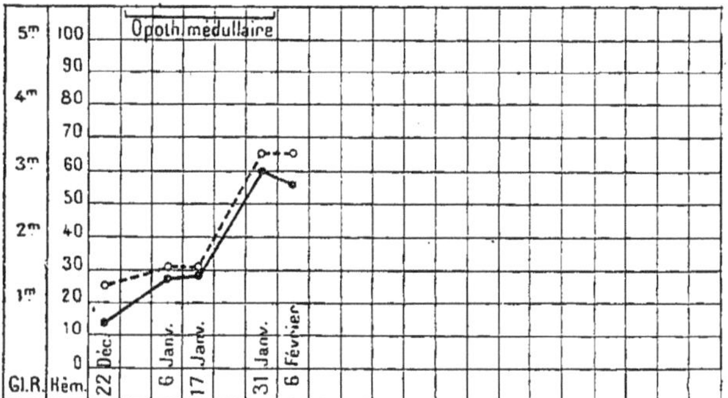


Fig. 14. — Amélioration rapide par l'opothérapie médullaire (Obs. Menetrier, Aubertin et Bloch).

directe, d'autres ont un noyau de teinte massive comme celui des normoblastes mais beaucoup plus volumineux et parfois de forme irrégulière ; d'autres sont allongés, d'autres enfin ont une taille énorme. Les hématoblastes sont en très grand nombre ; la coagulation est normale et le caillot se rétracte bien en deux heures. Les premiers signes de l'amélioration de l'état du sang ont été les phénomènes suivants :

*a*) Disparition des mégaloblastes de forme anormale qui sont remplacés par des normoblastes ou des formes de transition entre les normoblastes et les mégaloblastes. Le nombre total des globules nucléés augmente de plus du double ;

*b*) Parallèlement, augmentation considérable des myélocytes ; en même temps disparaissent les myélocytes géants ;

*c*) Légère augmentation du taux des éosinophiles ;

*d*) Augmentation du nombre absolu des grands lymphocytes, que nous considérons comme d'origine médullaire ;

*e*) Enfin, augmentation du nombre total des leucocytes (leucocytose provoquée par l'opothérapie).

Du côté des globules rouges, augmentation des microcytes et surtout des macrocytes, et, finalement, augmentation du nombre total des hématies dont la charge hémoglobique est normale ou même supérieure à la normale, ce qui fait que la valeur hémoglobique du sang monte plus rapidement que le chiffre globulaire. Après cette première période — période d'élaboration hâtive et imparfaite — prend place une seconde période pendant laquelle le tableau hématologique est différent et se manifeste par des réactions leucocytaires assez banales, cependant que disparaissent les grands signes morphologiques qu'on attribue d'ordinaire à l'anémie pernicieuse. A partir du moment où le chiffre des globules dépasse 2 millions, la poïkilocytose diminue, ainsi que la polychromatophilie ; toutefois, l'anisocytose persiste encore, et les globules nucléés disparaissent complètement du sang circulant.

Le nombre total des leucocytes continue de rester élevé, mais les polynucléaires, formes normales et adultes, augmentent dans le sang en même temps que les hématies, formes également adultes. Il faut noter cependant que la plupart de ces polynucléaires ont un noyau volumineux, peu chromatique, se rapprochant du noyau des formes de transition : cet aspect du noyau, que nous avons souvent remarqué dans la leucémie myéloïde, trahit la formation un peu hâtive de ces polynucléaires.

D'ailleurs, il persiste encore dans le sang, après que les globules nucléés en ont disparu, un certain nombre de formes leucocytaires jeunes : myélocytes, grands lymphocytes et même quelques cellules de Turk.

Le nombre des globules rouges augmente encore plus rapidement, ainsi que leur charge hémoglobique. A un moment où le nombre des hématies était de plus de 3 millions, nous avons trouvé une valeur globulaire notablement supérieure à l'unité, ce qui prouve bien que l'augmentation de la valeur globulaire n'est point l'apanage exclusif des anémies extrêmes, mais est en rapport avec l'intensité de la rénovation sanguine. Dix jours après, le nombre des globules rouges n'a pas augmenté et a même baissé légèrement ; la formule leucocytaire persiste avec les mêmes caractères ; il y a encore dans le sang 6 p. 100 de myélocytes neutrophiles ; toujours pas de globules nucléés. Mais, fait important, les globules rouges, bien qu'en nombre légèrement inférieur à celui trouvé précédemment, sont cependant moins altérés au point de vue morphologique : on peut dire que la poïkilocytose a totalement disparu ; la polychromatophilie est à peine marquée ; on ne trouve plus de globules nains et on trouve très peu de globules géants ; sur les préparations colorées, les hématies semblent presque normales.

On peut donc dire que, bien que le nombre des globules n'ait point augmenté, le travail de réparation s'est poursuivi pendant cette période où l'amélioration a été surtout morphologique.

Voici une seconde observation (Aubertin, obs. VII), dans laquelle le syndrome d'amélioration provoqué par l'opothérapie est particulièrement intéressant par la grande quantité de mégaloblastes mis en circulation :

Anémie pernicieuse gravidique chez une femme de trente-quatre ans (neuvième grossesse). Premier symptôme : œdème des jambes, sans albuminurie, au septième mois. Accouche chez elle ; légère infection. Entre à l'hôpital en état d'extrême faiblesse : grosse rate, 1 010 000 hématies, 13 200 leucocytes.

Traitée par l'opothérapie médullaire, exclusivement (20 gr. d'extrait glycériné de moelle fœtale), elle s'améliore rapidement et régulièrement, puisque, du 1er juin au 5 juillet, le chiffre globulaire monte de 1 million à 3 750 000 et que la malade sort guérie (voir figure 15).

Quelles ont été les modifications produites par l'opothérapie? Avant le traitement il y avait 83 p. 100 de polynucléaires, 3 p. 100

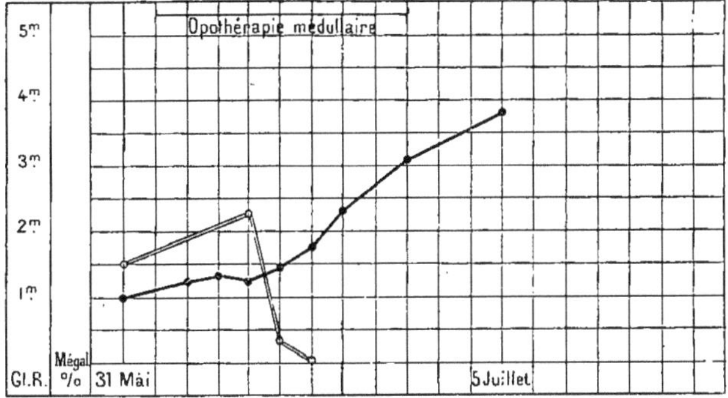


Fig. 15. — Guérison par l'opothérapie. Poussée de mégaloblastes (en trait double). (Obs. Aubertin).

de myélocytes, 2,25 globules nucléés pour 100 leucocytes. Un tiers des globules nucléés sont des mégaloblastes à gros noyau vésiculeux ; normoblastes en division directe et possédant deux noyaux bien séparés. Pas de globules nucléés en caryolyse, pas de globules expulsant leurs noyaux, pas de noyaux libres.

Quatre jours après l'institution du traitement, le chiffre globulaire est monté à 1 330 000 ; la formule leucocytaire est la même. Le nombre total des globules à noyau a peu varié, mais on y trouve des modifications morphologiques : certains normoblastes sont en pycnose ; un grand nombre des mégaloblastes ont leur noyau en caryolyse, répandu dans tout le protoplasma à l'état de masses chromatiniennes.

Deux jours plus tard, les mégaloblastes ont beaucoup augmenté : ils forment 45 p. 100 des globules nucléés ; on trouve des globules rouges qui expulsent leur noyau, des globules à double noyau, des globules en division directe, des globules en pycnose. Enfin on trouve un grand nombre de « noyaux libres », toutes formes qui n'existaient pas les jours précédents.

Deux jours après, l'amélioration se dessine nettement : le taux des cellules rouges a diminué et on trouve maintenant un petit nombre de mégaloblastes ; il y a toujours une très grande proportion de noyaux libres.

Le lendemain, les mégaloblastes ont disparu ; on ne trouve plus que des normoblastes et des noyaux libres.

Le jour suivant (1 750 000), on ne trouve plus ni mégaloblastes, ni normoblastes, mais seulement quelques noyaux libres.

A partir de cette période, les globules nucléés ont totalement disparu du sang, mais les déformations globulaires persistent un assez long temps encore, ainsi que la myélocytose.

Au moment où la malade est sortie de l'hôpital, son sang était presque normal, mais l'anisocytose persistait, et, parallèlement, persistait l'augmentation de la valeur globulaire, malgré un chiffre élevé (3 800 000 hématies).

La figure 15 montre bien qu'ici l'amélioration de l'anémie, provoquée par l'opothérapie, a été précédée d'une augmentation notable des mégaloblastes qui passent de 30 à 45 p. 100 et qui diminuent au moment où la courbe des hématies remonte franchement. Ici donc, le grand nombre et même l'augmentation des mégaloblastes, bien loin d'être de mauvais augure, comme on le soutient encore en Allemagne, est un signe de réaction et bien souvent d'amélioration.

Ces deux cas ont trait à des anémies *à mégaloblastes*, mais où la formule leucocytaire avait les caractères habituels à l'anémie pernicieuse ; dans l'observation suivante, nous verrons qu'une anémie à formule leucocytaire franchement atypique peut être influencée favorablement par l'opothérapie, et que l'amélioration peut survenir.

Il s'agit de l'observation IX d'Aubertin qui a trait à une femme de soixante-trois ans atteinte d'anémie cryptogénétique avec amaigrissement, œdèmes, épistaxis et déglobulisation progressive.

Au moment où nous la vîmes, le chiffre globulaire était très bas (720 000) et en décroissance, mais, ce qui semblait particulièrement défavorable, c'était la bizarrerie de la formule leucocytaire qui était très anormale :

| | |
|---|---|
| Polynucléaires | 27 p. 100 |
| Myélocytes neutrophiles | 14 — |
| Mononucléaires | 21 — |
| Lymphocytes | 23 — |
| Grands lymphocytes | 8 — |

le reste étant constitué par des éosinophiles poly et mono et des cellules de Turk. Les cellules rouges étaient au nombre de 2 pour 100 leucocytes.

Cette prédominance considérable des formes jeunes (myélocytes et grands lymphocytes) par rapport aux formes adultes (polynucléaires) nous fit porter un pronostic très réservé, car d'ordinaire, dans les cas à forte myélocytose ou à mononucléose, la thérapeutique est sans effet.

Pourtant l'opothérapie fut instituée et nous vîmes très rapidement la formule leucocytaire se modifier et tendre vers la normale par diminution des formes embryonnaires et remplacement par des formes adultes. En effet, trois jours après le début du traitement, le taux des polynucléaires monte à 33 p. 100 et celui des myélocytes à 16 p. 100 ; les éosinophiles augmentent.

Dix jours après, la malade peut se lever, le chiffre globulaire remonte nettement, et la formule leucocytaire tend à revenir vers

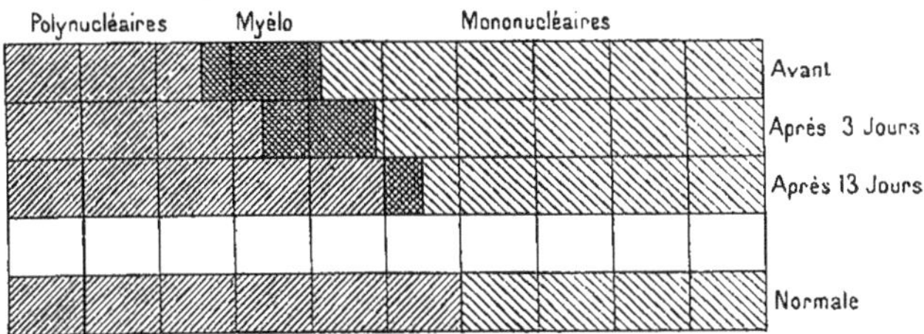


Fig. 16. — Modifications de la formule leucocytaire produites par l'opothérapie médullaire avant toute augmentation globulaire (Obs. Aubertin).

la normale : les polynucléaires sont à 49 p. 100, les myélocytes sont tombés à 5 p. 100, les grands lymphocytes ont diminué (voir figure 16).

Ce curieux effet de l'opothérapie médullaire pouvait faire prévoir l'amélioration qui se produisit en effet, comme le montrent les chiffres suivants :

Avant l'opothérapie :

| | |
|---|---|
| 15 avril | 1.300.000 |
| 21 mai | 720.000 |
| 29 mai | 750.000 |

Opothérapie à partir du 5 juin :

| | |
|---|---|
| 8 juin | 1.130.000 |
| 18 juin | 1.420.000 |

L'amélioration se poursuivit ultérieurement, mais le sang ne put être étudié.

Ainsi donc, même avec un chiffre globulaire très bas, un nombre très faible de globules nucléés, une formule leucocytaire franchement atypique (1), l'amélioration est encore possible. Aussi doit-on toujours tenter l'opothérapie, sauf dans la forme aplastique où elle est inutile, mais nullement dangereuse.

Nous avons résumé avec quelques détails les cas précédents, car nous pensons que quelques faits démonstratifs bien étudiés valent mieux que des statistiques où les faits sont nombreux, mais où les conditions exactes de l'état pathologique sont inconnues. C'est pourquoi nous ne nous étendrons pas sur le détail des cas publiés antérieurement, nous contentant d'en citer un certain nombre pour montrer que les faits favorables sont loin d'être exceptionnels :

Dixon Mann (*Lancet*, 10 mars 1894).

Fraser (*Brit. med. Journ.*, juin 1894) ; malade guéri en quelques semaines et ramené de 840 000 à 4 130 000.

Drummond (*Brit. med. Journ.*, mai 1895).

Duckworth (*Brit. med. Journ.*, nov. 1900).

Goodall (*Scottish med. Journ.*, 1902).

Hamilton (*New York méd. Journ.*, 12 janv. 1895).

Caccini (*Riforma med.*, juillet 1900).

Stengel (*Therapeutic Gazette*, 1896).

Barrs (*Brit. med. Journ.*, 16 février 1895) publie trois cas ; dans l'un le chiffre monte de 1 million à 4 480 000 en dix-neuf jours, et à 6 millions en vingt-cinq jours. Dans un autre, les globules ont monté, en cinq semaines, de 250 000 à 5 millions.

Clivio (*Gazz. med. Italiana*, avril 1905).

Chauffard et Læderich (*Revue de méd.*, sept. 1905).

Enriquez, Clerc et Rathery (*Soc. méd. des hôp.*, 1906) ; malade passant de 684 000 à 3 500 000 en six semaines.

Courtois-Suffit et Ferrand (*Soc. méd. des hôp.*, 1907).

Brunton (*Med. Record*, 1905) ; échec de l'arsenic, succès de l'opothérapie.

Gulland (*Congrès de la British med. Assoc.*, 1907) rapporte 3 cas

(1) Rappelons que la formule leucocytaire habituellement trouvée dans les anémies graves est la suivante :

*Polynucléaires* plutôt abaissés, en général aux environs de 50 p. 100 ;

*Myélocytes neutrophiles :* présence en petite quantité (1 à 3 p. 100).

*Eosinophiles :* normaux ou légèrement augmentés avec parfois myélocytose ;

Présence de *grands lymphocytes* à noyau rond, foncé, à protoplasma étendu, pâle, non basophile ;

résence de cellules de Turk ;

*Mononucléaires :* un peu augmentés.

*Globules nucléés : peu nombreux*; de 1 à 3 p. 100 d'ordinaire, avec *ou sans* mégaloblastes.

améliorés rapidement et nettement par l'opothérapie avec retour du chiffre globulaire à la normale ; dans un des cas, rechute.

Jouhaud (*Limousin méd.*, mars 1906) publie, sous le nom d'ailleurs impropre d'anémie aplastique, l'observation d'une tuberculeuse dont l'anémie, non influencée par le traitement arsenical et la suralimentation, se modifia très sensiblement et très rapidement sous l'influence de l'ingestion de moelle osseuse (avant : 1 664 000 ; après vingt jours : 2 576 000 ; après deux mois : 3 632 000).

Lenoble (*Arch. de méd. exp.*, vol. XIX et XX) ; enfant de sept ans ; les globules rouges montent de 2 170 000 à 4 867 000 en sept mois, mais la valeur globulaire reste basse, l'hémoglobine ne montant que de 22 p. 100 à 35 p. 100 et la valeur globulaire passant seulement de 0,34 à 0,38.

Dans quelques-uns des cas précédents, l'opothérapie médullaire a été associée à d'autres médications (fer, arsenic) ; néanmoins les auteurs qui les ont publiés estiment que la moelle a joué un rôle prépondérant dans l'amélioration parce que les autres médications n'avaient pas agi, ou n'avaient agi qu'insuffisamment avant d'être associées à l'opothérapie.

A ces cas il faudrait joindre des faits non publiés parmi lesquels un certain nombre nous sont personnels.

En résumé, l'opothérapie médullaire doit être tentée dans toutes les anémies graves ; mais il faut être prévenu que, dans l'anémie aplastique et dans les rechutes, il y a peu de chose à espérer d'elle, pas plus d'ailleurs que des autres méthodes. Dans tous les autres cas, même avec un chiffre globulaire très abaissé, même avec une réaction myéloïde très faible, on peut espérer la guérison.

**Résultats dans les anémies moyennes.** — Les anémies d'intensité moyenne (au-dessus de 2 millions) traitées par l'opothérapie médullaire guérissent toujours, d'après notre expérience personnelle, et guérissent rapidement. Dans ces cas nous employons la moelle sèche, en cachets ou en comprimés. Lorsque l'anémie se complique d'un abaissement de la valeur globulaire, — ce qui est loin d'être rare en particulier dans certains cas d'anémie des jeunes filles qui sont intermédiaires entre la chlorose franche et l'anémie globulaire, — on doit y associer la médication martiale.

Nous citerons en particulier le cas d'une jeune fille de dix-huit ans atteinte d'anémie de cause inconnue, assez intense pour nécessiter le repos absolu au lit, chez laquelle l'opothérapie fit remonter en quinze jours le chiffre globulaire de 2 350 000 à 4 000 000.

Charrin et Chassevant, Gilbert et Garnier, von Korkynski, Mann, Hamilton ont eu également de bons résultats.

Nous n'insisterons pas sur ces faits, beaucoup moins

démonstratifs que les cas d'anémies graves, du type progressif, ou tout au moins pernicieux. En effet, ces cas ont une tendance naturelle vers la guérison, et, d'autre part, la médication arsenicale classique suffit le plus souvent pour améliorer et guérir les malades. Il semble toutefois que l'opothérapie agisse plus rapidement (1).

## SÉRUM HÉMOPOIÉTIQUE.

On sait qu'un animal sain ayant subi une saignée d'abondance moyenne rétablit rapidement, pourvu que son appareil hématopoïétique soit en bon état, son équilibre globulaire normal. C'est ainsi que chez un lapin d'environ 3 kilogrammes, après une saignée de 30 grammes qui fait baisser de plus d'un million le chiffre globulaire, ce chiffre peut revenir à la normale dès le lendemain ou le surlendemain. Bien souvent il se produit, pendant les jours qui suivent la saignée, des oscillations considérables aux environs de la normale, parfois au-dessus de la normale, et ce n'est qu'au bout d'une huitaine de jours que le chiffre globulaire revient au chiffre initial. Plus l'animal est jeune, plus la moelle osseuse est rouge, plus cette régénération du sang est rapide.

M. P. Carnot a montré que si l'on injecte à un animal neuf le sérum d'un animal récemment saigné, prélevé pendant cette période de régénération sanguine, on produit chez l'animal neuf une polyglobulie qui dure plusieurs jours, qui n'est pas due à une concentration sanguine, et qui peut atteindre un million ou même parfois deux millions.

Si l'on injecte un extrait de moelle osseuse d'animal saigné, on obtient des résultats analogues.

(1) L'anémie est d'ailleurs la seule indication formelle de l'opothérapie médullaire. Les ouvrages didactiques citent parfois la *leucémie* comme améliorable par cette thérapeutique ; or, lorsque l'on se reporte aux observations publiées, on voit qu'elles ne sont rien moins que démonstratives ; et lorsqu'on essaye cette thérapeutique isolément dans un cas de leucémie, on n'obtient qu'une augmentation des hématies *sans modification des leucocytes*. C'est sans doute cette augmentation des globules rouges associée à une reprise des forces qui a fait considérer ces cas comme influencés par l'opothérapie médullaire. Mais ce serait entretenir la confusion que de citer sur le même plan l'anémie et la leucémie parmi les indications de l'opothérapie médullaire.

Les mêmes réflexions s'appliquent à l'opothérapie *splénique* employée dans les états anémiques.

Le sang et la moelle osseuse sont les seuls tissus qui possèdent cette propriété ; les extraits d'autres viscères, même de la rate, ne produisent pas de polyglobulie notable (1).

Le sérum d'un animal récemment saigné contient donc une substance qui, introduite dans l'organisme d'un animal différent, — et même d'un animal d'espèce différente, — produit chez ce dernier les mêmes effets de stimulation de l'hématopoïèse. Cette substance disparaît si l'on chauffe le sérum à 55°. Ces expériences ont été reprises par Morawitz et par Gibelli qui ont en partie confirmé les résultats de Carnot.

Gibelli a observé aussi chez l'animal sain une polyglobulie provoquée par le sérum hémopoïétique. Mais, chez l'animal récemment anémié par saignée, l'injection de ce sérum ne produisait aucun résultat favorable. C'était seulement quand on l'injectait vers le huitième jour que l'effet favorable se produisait. L'auteur conclut donc de ses recherches que, dans les anémies aiguës consécutives à une saignée abondante, le sérum de Carnot ne possède aucune propriété hématopoïétique, mais que celle-ci se montre très nette dès que le sang commence à se régénérer.

Les résultats ont été négatifs chez les animaux anémiés non par saignées, mais par un poison, une infection microbienne et le jeûne.

Ce sérum a été appliqué par Carnot au traitement des diverses anémies.

La méthode la plus efficace serait l'injection intraveineuse, qui a d'ailleurs l'avantage de diminuer la fréquence des accidents sériques ; mais les injections sous-cutanées, plus simples, donnent aussi des résultats remarquables. Enfin on peut aussi employer, à doses plus fortes, la voie digestive ou rectale, puisqu'une partie seulement de la puissance hémopoïétique disparaît par cette voie ; les effets sont moins puissants, mais les accidents sériques ne sont pas à craindre.

Pratiquement, on emploie le sérum de lapin et surtout de cheval, soit liquide, en ampoules, soit desséché, en comprimés. On trouve dans le commerce deux marques (hémostyl et hématol) utilisables en ampoules et en comprimés.

Nous préférons l'usage du sérum liquide *par voie buccale ou rectale* (10 à 20 centimètres cubes), car nous avons observé, rarement il est vrai, des accidents sériques par

(1) P. Carnot et Mlle Deflandre, *Académie des sciences*, août et septembre 1906. — Mlle Deflandre, Thèse de Lille, 1910.

les injections sous-cutanées. Les comprimés nous ont semblé peu actifs.

Ces sérums doivent être pris en dehors des repas pour que l'absorption intestinale en soit complète.

**Résultats dans les anémies moyennes.** — Ils sont souvent remarquables : dans les anémies post-hémorragiques, alors que les organes hématopoïétiques sont sains et susceptibles d'entrer en réaction énergique, alors que l'organisme fabrique pour son propre compte des hémopoïétiques puissantes, l'injection de sérum d'animal saigné rendra plus rapide la réparation sanguine.

Lorsque l'anémie par hémorragie surviendra dans un organisme infecté ou épuisé (hémorragies intestinales au cours d'une fièvre typhoïde, par exemple), l'injection de ce sérum pourra produire, comme dans un cas de Carnot, une poussée globulaire montant de 2 700 000 à 4 600 000 en deux jours, et se maintenant ensuite aux environs de 4 200 000.

Dans les anémies consécutives aux infections aiguës, les résultats sont bons et durables ; dans celles qui accompagnent les infections chroniques (tuberculose), l'amélioration hématique n'est que passagère.

Dans un cas d'anémie saturnine, Carnot a pu voir le chiffre globulaire monter brusquement de 3 500 000 à 5 millions et s'y maintenir, le sujet étant soustrait à l'influence déglobulisante du plomb.

D'après Massalongo et Gasperini (1912), on obtient dans la chlorose et les anémies de forme commune une augmentation globulaire par le sérum hémopoïétique ; mais cette augmentation n'est pas suivie d'augmentation de l'hémoglobine ni d'amélioration clinique : il est nécessaire d'y adjoindre le traitement par le fer.

**Résultats dans les anémies graves.** — Ils ont été beaucoup moins étudiés, les observations démonstratives en sont assez rares.

Cependant quelques cas favorables ont été rapportés par Carnot. Dans un cas d'anémie pernicieuse gravidique, le chiffre globulaire était à 780 000 ; après injection de 10 centimètres cubes de sérum de cheval, il descendit d'abord à 548 000 (avec une fièvre de 40°), puis il remonta à 716 000, à 1 million après deux semaines, à 2 millions après trois semaines, et enfin à plus de 3 millions.

Dans un cas de Garnier (hémorragies et purpura après un accouchement), une injection intraveineuse de 15 centimètres cubes de sérum de cheval fit monter le chiffre globulaire de 712 000 à 2 714 000.

Dans un cas d'anémie pernicieuse, Carnot et P.-Émile

Weil obtinrent une grande amélioration, mais, l'année suivante, les mêmes injections furent sans résultat.

Dans d'autres cas, les mêmes auteurs ont eu des échecs. Massalongo et Gasperini, qui ont eu des résultats favorables dans les anémies moyennes, disent n'avoir jamais eu de résultat dans les anémies pernicieuses et dans les anémies graves secondaires.

Nous avons essayé ces injections dans plusieurs cas d'anémie grave symptomatique (cancer de l'estomac surtout), en général sans aucun résultat ; — il s'agissait d'anémies au-dessous de 2 millions.

Pourtant, dans un cas d'anémie pernicieuse de nature inconnue et que l'un de nous suit avec M. Parvu depuis plusieurs années, nous avons eu, au moment d'une poussée hémolytique, une amélioration notable, — mais au prix d'accidents locaux dont la gravité ne laissa pas que de nous inquiéter.

Il s'agit d'une femme de quarante ans atteinte d'anémie oscillant entre 800 000 et 1 500 000 avec subictère, rate perceptible et état subfébrile. L'arsenic et l'opothérapie médullaire avaient d'abord amélioré la malade, mais, à un moment, son état s'aggravant, nous eûmes recours aux injections sous-cutanées d'hémostyl. Ces injections étaient faites tous les deux jours : à la quatrième injection, apparut un peu de rougeur au pourtour de la piqûre ; à la cinquième, des accidents très graves apparurent : la température monta à 40°, la jambe entière devint œdématiée et extrêmement douloureuse, puis une énorme plaque de purpura noirâtre envahit tout le membre inférieur droit. En même temps la malade accusait de violentes douleurs continues dans tous les os des membres. Cet état inquiétant dura plusieurs jours, puis le purpura pâlit, l'œdème diminua progressivement et l'on vit, les jours suivants, une desquamation apparaître dans toute la région atteinte. Non seulement la malade guérit, mais, quand nous fîmes un nouvel examen du sang, plusieurs semaines plus tard, nous constatâmes que l'anémie était améliorée, le chiffre globulaire atteignant 2 700 000 et s'y maintenant (Aubertin et Parvu).

Peut-être ces accidents pseudo-phlegmoneux accompagnés de réaction fébrile avaient-ils produit une poussée favorable. Malheureusement nous n'eûmes pas le loisir d'étudier de près les réactions sanguines au moment de ces accidents. Depuis, nous avons continué de suivre cette malade qui supporte assez bien son anémie, actuellement fixée à 2 200 000, mais nous avons renoncé aux injections sous-cutanées de sérum hémopoïétique.

En résumé, nous dirons que ce sérum, qui a fait sa preuve dans les anémies d'intensité moyenne, est susceptible de rendre des services dans les anémies graves, mais que son emploi demande à être surveillé.

## SÉRUM HÉMOLYTIQUE.

Nous insisterons peu sur cette méthode, parce que, de l'aveu même des auteurs qui l'ont étudiée, elle ne paraît pas appelée à un grand avenir clinique.

L'idée directrice de cette méthode est la suivante : l'injection de sérum hémolytique anti-homme, à dose forte, produit une baisse globulaire. A dose moins forte, elle produit une déglobulisation plus faible, suivie d'une poussée réparatrice appréciable ; à dose faible, elle produit une déglobulisation à peine appréciable, suivie d'une poussée réparatrice qui, par contre, est assez forte. En somme, le sérum hémolytique, poison spécifique du sang, produit, comme l'arsenic, une déglobulisation suivie d'une réaction compensatrice : c'est cette dernière qu'on utilise en thérapeutique (1).

André utilisait un sérum hémolytique provenant de deux chèvres dont le pouvoir hémolytique avait été préalablement essayé et s'était maintenu intact pendant les deux mois qu'ont duré ses expériences. Il injectait sous la peau de 2 à 7 centimètres cubes de ce sérum ; ces injections étaient assez douloureuses et s'accompagnaient parfois d'une réaction locale (œdème douloureux) et générale (malaise, anorexie, fièvre légère, mais pas d'albuminurie).

Les résultats furent assez encourageants :

1° Elévation du chiffre globulaire se produisant en deux ou trois jours (de 2 400 000 à 3 200 000 dans un cas d'anémie palustre, de 2 200 000 à 2 850 000 dans un cas de leucémie myéloïde) ;

2° Elévation parallèle du chiffre de l'hémoglobine ;

3° Eosinophilie qui atteignit 8 p. 100 en moyenne le lendemain ou le surlendemain de l'injection.

Le sérum témoin de chèvre non préparée ne produisait aucun de ces effets.

Malgré ces résultats, André conclut que cette méthode est peu pratique et parce que le sérum est difficile à préparer et parce que les injections elles-mêmes sont douloureuses. D'ailleurs, les résultats qu'elle donne dans les anémies moyennes et légères (chloroses) ne sont pas supérieurs à ceux qu'on obtient avec le fer. Il reste donc les cas d'anémie grave

(1) METCHNIKOFF et BESREDKA, *Ann. de l'Inst. Pasteur*, 1900. — BIELONOVSKI, Thèse de Saint-Pétersbourg, 1902. — ANDRÉ, Thèse de Lyon, 1903.

où elle pourrait être utilisée ; malheureusement, ces recherches n'ont pas été faites.

## SÉRUM ANTIDIPHTÉRIQUE.

Au cours de leurs études sur la moelle osseuse, Roger et Josué avaient remarqué que les injections de sérum antidiphtérique produisaient expérimentalement une pullulation considérable d'hématies nucléées dans la moelle du lapin. Rénon et Tixier, pensant que cette hyperplasie hémoglobique pouvait aboutir à une rénovation globulaire, étudièrent, dans un cas d'anémie pernicieuse, les modifications sanguines produites par des injections de sérum antidiphtérique : chaque injection produisit une élévation du taux des hématies nucléées dans le sang, avec myélocytose légère, et, secondairement, légère hausse du chiffre globulaire.

Les injections de sérum antidiphtérique — et sans doute d'autres sérums antitoxiques — sont donc susceptibles de provoquer une stimulation de l'hématopoïèse. Cependant il ne semble pas que cette méthode intéressante ait donné de grands résultats dans la pratique.

Cette méthode expose d'ailleurs à des accidents et on a signalé un cas de mort à la suite d'une injection de sérum antidiphtérique dans un cas d'anémie pernicieuse.

## TRANSFUSION DU SANG.

Il nous semble inutile de refaire l'historique de la transfusion sanguine jusqu'à sa période d'éclipse. Sa renaissance est relativement récente et date de 1900 : elle est due en grande partie aux travaux de Crile qui, en 1909, lui a consacré un important travail d'ensemble contenant de nombreux documents personnels expérimentaux et cliniques.

Ce renouveau est dû à ce que nous connaissons maintenant les plus importantes des raisons qui avaient amené jadis des désastres retentissants. C'est d'une part l'*hémolyse* et l'*agglutination* des éléments du sang après la transfusion, d'autre part les *coagulations* dues au contact du sang transfusé avec les instruments employés.

Actuellement, grâce à un choix judicieux du sang à transfuser, — qu'on peut d'ailleurs essayer avant l'opération, — grâce aux remarquables progrès qu'a réalisés la chirurgie vasculaire, la transfusion est entrée dans la pratique courante, et l'on sait qu'en Amérique elle s'est commercialisée, qu'on la demande par voie d'annonce dans les journaux et que les vendeurs de sang, agréés, reçoivent 20 dollars.

Il est d'ailleurs à prévoir que cette vogue nouvelle de la transfusion est destinée à se réduire notablement : il est permis de penser que, lorsque l'équilibre sera établi, ses indications seront limitées aux grandes anémies aiguës post-hémorragiques et à quelques cas bien définis, et d'ailleurs rares, d'anémie pernicieuse.

**Technique.** — La transfusion doit se faire d'homme à homme ; il faut rejeter le sang d'animal parce que tout sérum est hémolytique et agglutinant pour les globules d'une autre espèce animale.

En second lieu, le sang doit passer directement d'un vaisseau dans l'autre, sans perdre contact avec l'endothélium vasculaire, pour éviter la coagulation.

Il faut d'abord trouver un « donneur » qui, naturellement, sera sain, de préférence jeune et, si possible, proche parent du malade. Ensuite il est presque indispensable, si l'on en a le temps, d'examiner le sang du donneur tout d'abord au point de vue de la réaction de Wassermann, ensuite au point de vue de la recherche des *lysines* et des *agglutinines*. Ces recherches ne sont pas toujours possibles, car, correctement faites, elles demandent au moins vingt-quatre heures, et bien souvent la transfusion est une opération d'urgence.

D'autre part, elles devraient logiquement porter non seulement sur le sang du donneur, mais aussi sur celui du malade qui peut, lui aussi, agglutiner ou hémolyser les globules du donneur.

En pratique courante, on pourra mélanger au sérum du donneur les globules du malade, et le sérum du malade aux globules du donneur. Au bout d'une demi-heure, on sait si l'agglutination se produit ; au bout de trois à douze heures, on sait s'il y a hémolyse.

En cas d'urgence, on se passe de ces recherches préliminaires et le plus souvent on n'observe pas d'accidents. D'ailleurs Crile pratique couramment des transfusions sans rechercher l'hémolyse *in vitro*.

Les vaisseaux choisis sont l'artère *radiale* du donneur, et la veine céphalique, basilique ou saphène du malade.

Les deux vaisseaux sont isolés dans un segment de plusieurs centimètres pour être facilement anastomosés (par exemple 4 ou 5 centimètres pour l'artère radiale et 10 à 12 centimètres pour la saphène, cette libération des vaisseaux sur une grande étendue rendant l'opération plus facile).

Pour réunir les deux vaisseaux, on peut employer :

1° La suture directe pratiquée par Carrel, méthode théoriquement idéale, mais qui n'est pas la plus simple ;

2° L'invagination d'un vaisseau dans l'autre par une canule appropriée : c'est la méthode de Crile, généralement employée.

On emploie les canules de Crile ou d'Elsberg ; cette dernière présente l'avantage d'être formée de deux valves mobiles qui permettent plus facilement d'adapter son calibre à celui du vaisseau.

On passe la veine *à l'intérieur de la canule*, puis on retourne sur le tube son extrémité libre comme on retourne une manche, de façon à présenter à l'extérieur sa surface endothéliale. On coiffe le tout avec l'extrémité de l'artère ou, plus exactement, on introduit dans l'artère la veine retournée.

Telle est la technique de Crile. D'autres auteurs mettent l'artère dans la canule, la retournent, et l'introduisent dans une veine. Ils estiment en effet qu'il est plus facile d'introduire l'artère radiale, qui est assez petite, dans une veine qu'on peut choisir volumineuse, que d'introduire une veine retournée dans l'artère radiale. Mais le retournement de l'artère est souvent chose difficile, et il peut arriver qu'on déchire ses parois ;

3° La technique de Tuffier, qui est beaucoup plus simple : il se sert d'un tube d'argent stérilisé que l'on plonge dans la paraffine fondue ; on s'assure que sa lumière est perméable et l'on introduit simplement l'une de ses extrémités dans l'artère, l'autre dans la veine ; chaque vaisseau est lié sur une gorge située aux extrémités du tube. Le tube mis en place, on laisse alors passer le courant sanguin. Grâce au paraffinage et à la largeur relative de la lumière du tube, on est à l'abri de la coagulation, surtout en se servant des gros tubes dont le diamètre intérieur est $2^{mm},5$.

Combien de temps faut-il laisser couler le sang du donneur? On ne saurait répondre à cette question par un chiffre basé sur le temps, car la rapidité de l'écoulement varie avec les sujets (tension artérielle du donneur, degré d'anémie du malade) et dépend aussi du calibre de l'artère et même de sa contractilité.

On considère généralement que quinze à vingt minutes suffisent dans certains cas, mais parfois on aurait transfusé des malades pendant trois quarts d'heure. Mais il vaut mieux surveiller le donneur (pâleur, taux de l'hémoglobine, vertiges, lipothymie) et aussi le malade.

On peut voir ce dernier se recolorer; on peut ainsi, au bout de dix minutes, évaluer son hémoglobine à l'appareil de Tallqvist, opération très rapide et facile à répéter. Enfin et surtout il faut surveiller la possibilité d'une dilatation aiguë du cœur causée par l'introduction brutale dans le système vasculaire d'une grande quantité de sang et qui est une indication formelle d'arrêt de l'opération.

Enfin, après la fin de l'opération, après la ligature des deux vaisseaux, on pèsera le donneur, qu'on aura pesé avant l'opération, et l'on aura ainsi très exactement la quantité de sang transfusé qui peut parfois dépasser un litre et demi, défalcation faite du poids du pansement et de la perte de poids résultant de l'évaporation (1).

**Incidents et accidents.** — On peut observer d'une façon immédiate, outre les accidents de dilatation aiguë du cœur dont nous venons de parler, quelques troubles signalés par Guilbaud et Desclaux. Ce sont des douleurs intenses dans la région rénale, des palpitations, — premier indice d'une fatigue du cœur, — de la céphalée, de la constriction des tempes, des frissons répétés. Ces phénomènes sont de courte durée et parfois ont disparu au bout d'un quart d'heure à vingt minutes.

Les symptômes tardifs sont en rapport avec une *hémolyse aiguë*. On peut d'ailleurs les observer même quand les examens préliminaires ont montré que, *in vitro*, les deux sangs ne produisaient aucune destruction globulaire.

Au bout de trois ou quatre jours, on voit apparaître une teinte subictérique de la peau et des conjonctives ; en même temps, l'urine est rouge foncé, couleur vin de Bordeaux. Le malade est abattu, le pouls est rapide, la température s'élève légèrement, sans d'ailleurs dépasser 38°,5. Cet *ictère hémolytique* peut durer trois ou quatre jours, avec ou sans hémoglobinurie. Généralement il se termine par la guérison (2). Pendant cette période, on a pu constater parfois une baisse notable du chiffre globulaire, bientôt suivie de l'ascension caractéristique.

D'ailleurs, même dans les cas où tout phénomène d'hémolyse a été évité et même si le donneur est le frère du malade, on voit apparaître dans l'urine, les jours qui suivent la transfusion, une quantité notable d'*urobiline*. Enfin on peut voir des accidents plus graves dus probablement à des thromboses et à des embolies. C'est ainsi que, dans un cas de Hopkins (1910), un malade atteint d'anémie pernicieuse à qui on

(1) M. Roux-Berger a bien voulu nous préciser ces quelques détails de technique opératoire.

(2) Dans les cas mortels, on observe, en plus de l'ictère et de l'hémoglobinurie, une très forte baisse des hématies et, de plus, une baisse des polynucléaires qui peuvent tomber à 11 p. 100 (Pepper).

fit une transfusion tombait six heures après dans le coma, devenait hémiplégique, et succombait trois heures plus tard.

Dans ce cas, l'auteur put, immédiatement après la transfusion, faire une constatation hématologique fort intéressante : il trouva sur les lames du sang périphérique du malade un grand nombre de *polynucléaires qui contenaient des globules rouges*. Il estime qu'il s'agissait de phagocytose des globules du sang transfusé par les polynucléaires du patient.

C'est là un fait intéressant et qui peut servir, pensons-nous, à expliquer la genèse des thromboses en pareil cas.

**Résultats dans les anémies aiguës post-hémorragiques.** — C'est dans ces cas, hémorragies aiguës obsté-

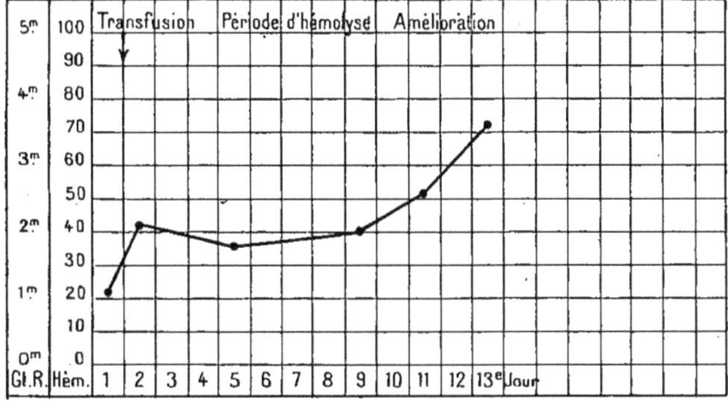


Fig. 17. — Anémie par hémorroïdes. Courbe globulaire après la transfusion (Obs. Robineau).

tricales, hémorragies aiguës post-opératoires, hémorragies des fibromes, hémorragies par ulcération des vaisseaux pulmonaires ou par ulcère de l'estomac, etc., que la transfusion peut donner des résultats inespérés et, de plus, définitifs.

En pareil cas on voit, pendant la transfusion, disparaître la pâleur du malade ; les téguments se recolorent, les lèvres deviennent rouges. Le taux de l'hémoglobine peut doubler pendant la durée de la transfusion.

Cependant, à la suite de la transfusion, on peut observer, les jours suivants, une baisse légère ou notable du chiffre globulaire (période d'hémolyse) avec ou sans subictère. Ensuite se produit l'ascension régulière de la courbe des hématies. C'est ce qu'on voit très nettement sur la courbe ci-dessus (transfusion pratiquée par M. Robineau pour anémie due à des hémorroïdes).

**Résultats dans les anémies graves chroniques.** — Ils sont, en général, beaucoup moins remarquables, et l'amélioration provoquée par la transfusion est le plus souvent très passagère. Toutefois, dans plusieurs cas, elle a donné des résultats évidents alors que les autres médications avaient échoué. Résumons ici quelques-unes de ces observations.

Un malade de Bovaird (*Med. Record*, 11 février 1911), âgé de cinquante-quatre ans, était atteint depuis deux ans d'anémie grave de pathogénie mal déterminée, — bien qu'il ait présenté antérieurement des hématémèses, — avec périodes de subictère, œdèmes, albuminurie légère et hypertrophie du foie. Le chiffre globulaire

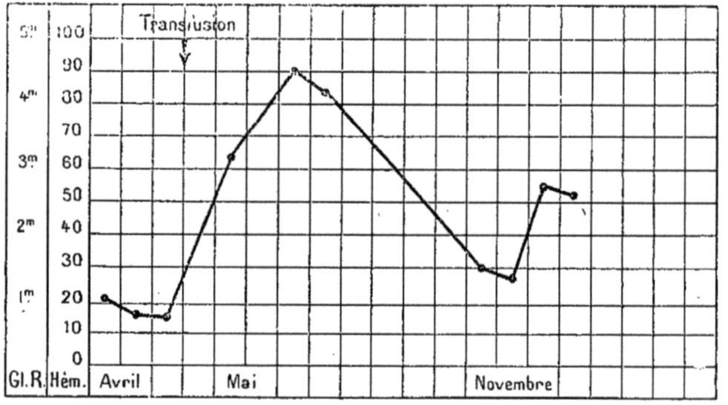


Fig. 18. — Anémie pernicieuse. Transfusion sanguine (Obs. Bovaird).

descendit en quelques jours d'observation de 1 100 000 à 806 000 (voir la figure 17) avec normoblastes et mégaloblastes.

Le malade était dans un état semi-comateux, de sorte qu'on pouvait difficilement le nourrir et que le fer et l'arsenic ne purent être supportés. L'état s'aggravant de jour en jour, la transfusion fut pratiquée en avril, le malade étant dans un coma presque complet. L'effet immédiat fut remarquable : le malade se recolora et, peu après, il s'assit sur la table d'opération et se mit à parler ; le lendemain, il se déclarait guéri et demandait à s'en aller. Pendant la transfusion, l'hémoglobine était montée de 25 à 50 p. 100. Cinq jours après, elle était à 60 p. 100, et quelques semaines plus tard à 85 p. 100. L'appétit avait reparu, l'état général était bon; le malade sortit un mois après la transfusion.

Deux mois après, les mêmes troubles digestifs reparurent, avec subictère, faiblesse, anémie de 1 500 000. Pendant que l'on cherchait un « donneur » pour une seconde transfusion, le malade tomba dans un état de dépression et de léthargie, puis, sans aucun traitement, il s'améliora cliniquement et hématologiquement avec rapidité, à tel point que le chef de laboratoire, voyant la modification du sang, crut que la transfusion avait été faite. Le malade s'améliora encore et quitta l'hôpital guéri en apparence.

Cette seconde amélioration spontanée doit nous rendre prudents dans l'interprétation de la première, qui suivit la transfusion ; toutefois l'évolution de l'amélioration sanguine semble bien caractéristique : il faut remarquer que, pendant la transfusion, il existe un gain immédiat d'hémoglobine, mais qu'ensuite le chiffre d'hémoglobine monte encore plus haut ; il y a donc plus qu'un phénomène mécanique, qu'une assimilation des globules transfusés : il y a un coup de fouet donné à l'appareil hématopoïétique qui fabrique lui-même des globules nouveaux en plus grande quantité.

Dans l'observation qui va suivre, nous verrons la transfusion produire des accidents hémolytiques et œdémateux (œdème de la face et œdème pulmonaire), et cependant la malade s'améliorer.

Femme de trente-cinq ans, malade depuis un an environ : pâleur extrême sans amaigrissement, anorexie, vomissements, œdèmes, souffles cardiaques, fièvre, albuminurie et cylindrurie. Anémie de 700 000 globules avec normoblastes, mégaloblastes, gigantoblastes et mitoses. Hypopolynucléose marquée : 3 200 leucocytes, dont 23 p. 100 de polynucléaires seulement.

La transfusion fut faite alors que l'état de la malade semblait désespéré (anorexie complète, léthargie croissante). Au début de la transfusion, l'hémoglobine était à 13 p. 100. A la fin de l'opération, elle était à 45 p. 100.

L'amélioration immédiate fut extrêmement nette ; mais, vingt-quatre heures après, l'état général s'aggrava subitement : un délire bruyant apparut, le pouls devint petit, pendant que la face devenait œdémateuse et que des râles apparaissaient dans les poumons ; en même temps, du subictère conjonctival était visible. Ces accidents cédèrent à un traitement énergique et, peu après, on vit s'améliorer la malade dont les globules étaient, deux mois après, à 4 104 000 (Bovaird).

Ce ne sont pas là les seuls accidents de la transfusion : il en est d'autres plus rares et même tout à fait inattendus ; c'est ainsi que, dans un cas de Bovaird, immédiatement après la transfusion la température monta à 40° ; le lendemain, le malade tombait dans le coma, la face œdématiée, le corps couvert d'une éruption d'urticaire hémorragique. Un examen du sang montra la présence d'hématozoaires et ceux-ci furent retrouvés dans le sang du donneur, qui pourtant disait n'avoir jamais eu de paludisme. Il n'y avait pas de phénomènes d'hémolyse, pas de baisse de l'hémoglobine sanguine, pas d'hémoglobinurie. Un traitement énergique par la quinine fit disparaître les hématozoaires, mais l'état général continua de s'aggraver et le malade succomba (fig. 18).

Dans les cas favorables, nous avons vu que la transfusion, non seulement introduit dans l'organisme des globules nouveaux, mais produit une poussée globulaire réparatrice qui peut amener la guérison. Parfois le premier de ces phénomènes seul se produit ; le chiffre globulaire monte immédiatement après la transfusion, puis redescend dès le lendemain et l'anémie continue son aggravation progressive. Nous pou-

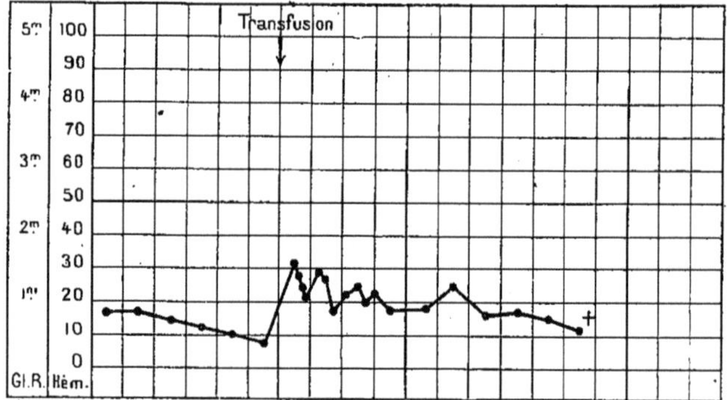


Fig. 19. — Anémie pernicieuse. Transfusion : effet immédiat sans effet secondaire (Obs. Widal et Weissenbach).

vons prendre comme exemple de ce type une observation de Widal et Weissenbach (1913) dans laquelle la transfusion, pratiquée à un moment où l'anémie était tombée à 410 000, amena une amélioration immédiate assez notable : le lendemain, le chiffre globulaire était de 1 600 000, et la malade, confinée au lit jusqu'alors, pouvait se lever, faire quelques pas, et avait recouvré l'appétit. Mais, comme on peut le voir sur la courbe (fig. 19), dès le lendemain le chiffre globulaire baissait et, après quelques poussées irrégulières, retombait aux environs de 900 000, le tout sans ictère ni phénomènes d'hémolyse aiguë appréciables. La mort survint un mois plus tard, par méningite otique.

Ces cas sont, en réalité, beaucoup plus fréquents que les premiers dans lesquels la transfusion produit une amélioration notable et relativement durable, — nous disons « relativement durable », car les auteurs mêmes qui ont publié les observations font remarquer que les caractères essentiels de la maladie n'ont pas été modifiés.

Nous devons maintenant signaler la méthode des *transfusions successives*. Cette méthode a été employée par Cahn qui, en faisant à un malade trois transfusions successives séparées par un court intervalle de temps, a obtenu une amélioration durable. Læderich a suivi pendant deux ans un malade de soixante ans, atteint d'anémie pernicieuse, chez lequel il fit pratiquer par Roux-Berger cinq transfusions successives séparées par un intervalle de quinze à vingt jours, de sorte que les cinq transfusions furent faites dans l'espace d'un mois et demi. Ces transfusions amenèrent une amélioration indiscutable, mais le malade succomba aux progrès de l'anémie, un mois après la dernière transfusion.

## INJECTIONS DE SANG DÉFIBRINÉ.

Nous avons vu que, dans les cas où les résultats de la transfusion ont été favorables, l'augmentation du chiffre globulaire qui se produisait au moment de la transfusion, et du fait de la transfusion, était suivie d'une augmentation secondaire, survenant les jours suivants, soit dès le lendemain ou le surlendemain, soit quatre ou cinq jours plus tard, après une « période d'hémolyse ».

Cette augmentation secondaire, *la seule intéressante*, — puisque, quand elle manque, la transfusion est à peu près inutile, comme dans l'observation de Widal (courbe 19, — est probablement due à l'introduction de substances excitatrices contenues dans le sang du donneur.

Il était logique de chercher à introduire ces substances en injectant des quantités *minimes* de sang, de façon à simplifier l'opération de la transfusion d'une part, et, d'autre part, à éviter les grands accidents de la transfusion dus à l'hémolyse et à l'agglutination.

C'est ce qu'a fait Weber (1) qui, depuis quatre ans, a pratiqué ainsi 46 injections sur 18 malades avec des résultats favorables. La prise est faite par ponction intraveineuse sur un sujet adulte, sain, et le sang est défibriné par agitation pendant cinq minutes. Le sang est mis à la glacière, où il restera de six à vingt-quatre heures. Avant l'injection, il

(1) Weber, *Deutsch. Archiv für klin. Med.*, 18 août 1909 ; *Münchener med. Woch.*, 17 juin 1913.

sera mis au bain-marie pour l'amener à la température du corps ; on injectera 5 centimètres cubes seulement dans la veine du patient. Ces injections pourront être répétées sans inconvénient et à des intervalles relativement rapprochés.

Comme on peut le voir sur la courbe ci-jointe (fig. 20), les résultats sont un peu différents de ceux qu'on obtient par la grande transfusion : l'augmentation considérable et immédiate des globules fait défaut ; c'est seulement l'augmentation secondaire, réactionnelle, qui se produit. Or, d'après les auteurs

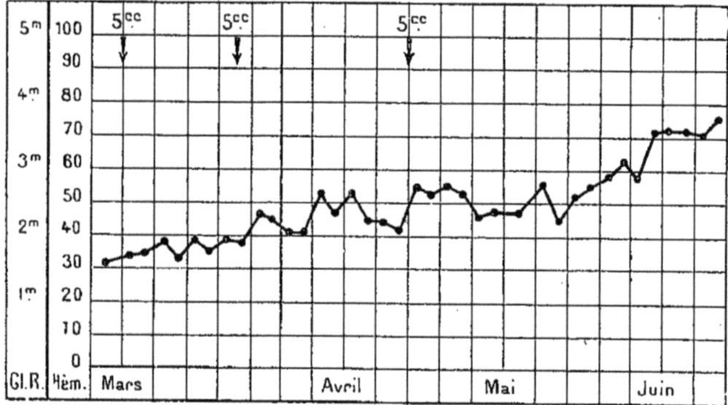


Fig. 20. — Anémie pernicieuse : injections intraveineuses de sang défibriné (Obs. Weber).

qui défendent cette méthode, cette augmentation secondaire serait aussi manifeste qu'après la grande transfusion ; et, comme on a la facilité de renouveler ces injections, on peut ainsi obtenir de meilleurs résultats terminaux qu'avec la transfusion.

Il faut noter qu'en général ces injections intraveineuses de sang défibriné sont suivies d'une légère leucocytose, ne dépassant pas 12 000 en général et du type de la polynucléose.

Les résultats terminaux sont variables : en général, pour Weber et les auteurs allemands, ils sont favorables dans l'anémie pernicieuse (cinq fois sur sept). Mais, bien souvent, l'échec est complet : c'est ainsi que dans un cas de Læderich la grande transfusion avait donné des résultats indiscutables, mais les injections intraveineuses de 10 et même 20 centimètres cubes de sang défibriné ne produisirent aucun effet favorable.

*Injections intramusculaires.* — Elles ont été préconisées par Huber (1910), Esch, Bauereisen. On emploie des quantités plus grandes (10 centimètres cubes) et l'on peut se servir de sang défibriné ou non défibriné qu'on prélève immédiatement avant dans la veine d'une personne de bonne volonté. Ces injections peuvent être répétées quotidiennement. C'est ainsi que dans un cas de Bauereisen (anémie post-hémorragique après un accouchement, avec 1 600 000 globules rouges, 25 p. 100 d'hémoglobine, mégaloblastes) on fit sept injections quotidiennes de 5 à 10 centimètres cubes de sang non défibriné. Dès les premières injections, on fut frappé de l'amélioration de l'état général; toutefois, ce ne fut qu'au bout de dix semaines que la composition du sang s'améliora (3 millions).

*Injections de sang de polyglobulique.* — Dans un cas, Weber a injecté, au lieu de sang de sujet normal, du sang d'un malade atteint d'érythrémie. Trois injections de 5 centimètres cubes ont fait monter le chiffre globulaire de 656 000 à 3 960 000 et le taux de l'hémoglobine de 26 à 105 p. 100 en trois mois. Le malade a augmenté de 15 kilogrammes et a pu reprendre son travail.

## CHOLESTÉRINE ET GLYCÉRINE.

On sait que certains poisons du sang, le venin de cobra par exemple, contiennent une hémolysine qui ne peut agir qu'après s'être combinée dans l'organisme avec de la lécithine. En d'autres termes, le venin de cobra contient une prohémolysine qui se transforme en toxolécithine après sa combinaison avec la lécithine.

Ces substances hémolysantes (toxolécithines) sont analogues à certains poisons du sang bien connus, tels que la ricine, l'agaricine, la saponine.

Or Ramson a démontré que si, à une solution de saponine, on ajoutait *in vitro* de la cholestérine, cette solution devenait absolument inactive et perdait toutes ses propriétés hémolytiques. Kyes et Sachs ont montré ultérieurement que la cholestérine ajoutée *in vitro* à de la toxolécithine de cobra était capable de la neutraliser complètement. D'après Mintz, le pouvoir neutralisant de la cholestérine existe non seulement à l'égard de la toxolécithine du venin de cobra, mais encore à l'égard de la prolécithine, c'est-à-dire du poison hémolytique avant même qu'il ne soit activé.

Avec Tallqvist (*Zeitschr. f. klin. Med.*, 1907, LXI), ces recherches ont commencé à s'appliquer à la pathologie humaine. Cet auteur a montré que le corps du bothriocéphale contient des lipoïdes faciles à extraire par l'éther, et que ces lipoïdes ont un grand pouvoir hémolytique. Il a pu provoquer chez les animaux des anémies graves en leur administrant des extraits de bothriocéphale. Cette substance hémolytique semble être constituée par une combinaison de cholestérine et d'acide oléique ; elle serait dédoublée dans l'intestin et l'acide oléique passerait dans le chyme et la circulation sous forme de sel de soude. Or, expérimentalement, l'oléate de soude est doué d'un pouvoir hémolysant intense.

Ainsi l'hémolyse proviendrait peut-être d'une part du dédoublement de la substance lipoïde, d'autre part de sa résorption exagérée.

En administrant aux animaux de la cholestérine, on aurait la chance de favoriser la réunion de l'acide oléique avec cette substance et de diminuer ainsi son pouvoir hémolytique. D'où l'explication pathogénique de l'anémie bothriocéphalique. Il a montré de plus que la cholestérine était capable de diminuer dans des proportions considérables la toxicité de ces lipoïdes hémolytiques.

Morgenroth et Reicher (*Berlin. klin. Woch.*, 23 sept. 1907) ont étudié l'hémolyse par le venin de cobra, ainsi que l'action empêchante de la cholestérine sur cette hémolyse. Leurs résultats sont analogues à ceux obtenus par Tallqvist avec l'extrait bothriocéphalique. Les injections intraveineuses répétées de toxolécithine isolée aussi bien que de mélanges de venin de cobra et de lécithine provoquent une anémie rapidement croissante ; or, si l'on pratique en même temps des injections sous-cutanées de cholestérine dans l'huile d'olive, l'anémie provoquée est beaucoup moins intense.

Iscovesco a étudié *in vitro* l'action anti-hémolytique de la cholestérine à l'égard de sérums toxiques. Il a ensuite traité par la cholestérine un certain nombre de malades atteints d'anémies diverses (chlorose, tuberculose) avec des résultats encourageants. La dose employée est de 1 à 2 grammes par jour sous forme d'émulsion ou en pilules (lipochol) ; elle est généralement bien tolérée.

Mais il s'agit là d'anémies peu prononcées ; dans les anémies graves, la cholestérine a été peu employée. Klemperer (1908) l'a essayée dans plusieurs cas d'anémie grave avec de bons résultats, semble-t-il, mais il faut faire remarquer que le traitement par la cholestérine était généralement associé à un traitement arsenical intensif (atoxyl ou arsacétine), de sorte qu'il est assez difficile d'apprécier les effets de ce traitement.

Klemperer employait non la cholestérine pure, difficile à obtenir et coûteuse, mais une alimentation riche en beurre et en crème (le beurre contient environ 0,40 de cholestérine par litre et la crème 0,13, alors que le lait n'en contient que 0,03). En administrant à ses malades 1 litre de crème et 300 grammes de beurre, il leur faisait absorber environ 2 grammes de cholestérine ; ce traitement est d'ailleurs difficile à suivre, et il est bon de donner en même temps du carbonate et du phosphate de chaux.

Personnellement, nous avons traité par la cholestérine un certain nombre de cas d'anémie d'intensité moyenne, sans observer aucun résultat favorable.

C'est aussi en partant d'idées théoriques que l'on a traité les anémies par la *glycérine* : on considère que la substance hémolytique est un acide, d'où l'indication soit de neutraliser cet acide, soit de le convertir en une trioléine par l'addition de glycérine. Vetlesen (1908) a ainsi amélioré un malade atteint d'anémie pernicieuse en lui donnant trois cuillerées à dessert de glycérine par jour.

## RADIOTHÉRAPIE.

Les rayons X agissent sur la moelle osseuse de façon différente selon qu'ils sont appliqués à doses massives ou à doses faibles : à doses massives, ils la détruisent (Heineke) ; à doses modérées, ils produisent un certain degré d'hyperplasie qui se traduit cliniquement par de la leucocytose (Aubertin et Beaujard). Les applications thérapeutiques des doses fortes sont bien connues (traitement des leucémies). Vaquez (1) eut, le premier, l'idée d'employer la radiothérapie à dose « excitatrice » au niveau de la moelle osseuse, dans un cas d'anémie grave, et le succès justifia cette tentative. Voici le résumé de cette observation (qui n'avait pas été publiée jusqu'ici) :

Homme de quarante et un ans atteint d'anémie grave cryptogénétique dont la seule cause éventuelle pourrait être l'intoxication oxycarbonée lente (le malade, plongeur de restaurant, est continuellement occupé à laver la vaisselle près des fourneaux). L'amaigrissement est peu considérable, mais la faiblesse est extrême et le malade ne peut quitter le lit. Globules rouges : 750 000. Globules blancs : 4 800. Hémoglobine : 15 p. 100. Poïkilocytose, anisocytose, polychromatophilie très marquées. Globules nucléés peu nombreux : 1,5 pour 100 leucocytes. Myélocytose légère ; éosinophilie de 3 p. 100.

Nous décidons de soumettre ce malade à la radiothérapie, à l'exclusion — du moins temporairement — de toute autre médication, et, désireux de chercher à déceler après la séance des modifications sanguines analogues à celles qu'on observe expérimentalement en irradiant la moelle rouge du lapin, nous demandons à M. Jaugeas, assistant de M. Béclère, de débuter par une dose massive (18 H en tout, réparties sur les différentes épiphyses des os longs).

Nous avons examiné le sang à de nombreuses reprises après cette première séance :

(1) VAQUEZ, Des états anémiques (*Soc. de l'Internat*, 23 mars 1905, et *Arch. gén. de méd.*, 18 avril 1905).

| | | |
|---|---|---|
| *3 août*, veille de la séance........... | 790.000 | 6.000 |
| *4 août*, pendant la séance (après 5 H.). | 820.000 | 2.400 |
| — à la fin de la séance (10 heures). | 860.000 | 2.400 |
| — à 2 heures.................... | 620.000 | 1.200 |
| — à 3 heures.................... | 800.000 | 1.200 |
| — à 3 h. 1/2.................... | 790.000 | 1.200 |
| — à 4 h. 1/2.................... | 810.000 | 2.400 |
| — à 5 h. 1/2.................... | 800.000 | 3.600 |
| — à 6 h. 1/2.................... | 770.000 | 1.200 |
| *5 août*, matin...................... | 820.000 | 3.600 |
| *6 août*, à 2 heures.................. | 610.000 | 4.800 |
| — à 5 heures.................. | 690.000 | 3.600 |

Nous trouvions donc, au lieu d'une leucocytose suivant la séance, une baisse du chiffre leucocytaire (voir figure 21) surtout marquée quelques heures après la séance ; le lendemain et le surlendemain, les leucocytes tendent à revenir à la normale.

Du côté des hématies, peu de modifications numériques bien nettes ; toutefois, le lendemain et surtout le surlendemain de la séance, nous avons trouvé, en chambre humide avec le liquide de Marcano coloré, une très notable polychromatophilie.

L'examen des lames colorées ne nous montra que peu de différences. Voici trois pourcentages, le premier du jour de l'entrée, le second fait avant la séance, le troisième quelques heures après la séance, au moment où la leucopénie était le plus marquée :

| | 28 juillet. | 3 août. | 4 août (3 h.). |
|---|---|---|---|
| Chiffre leucocytaire.............. | 4.800 | 6.000 | 1.200 |
| Polynucléaires.................. | 54,5 | 69,9 | 59,9 |
| Myélocytes..................... | 2,3 | 2,6 | 1,7 |
| Eosinophiles.................... | 3,3 | 0,9 | 1,7 |
| Mononucléaires................. | 30,3 | 20,2 | 22,8 |
| Grands mononucléaires.......... | 1,8 | 1,6 | 0,3 |
| Grands lymphocytes............. | 5,2 | 1,6 | 4,8 |
| Lymphocytes.................... | 2,3 | 3,2 | 4,8 |
| Leucocytes en histolyse.......... | » | » | 3,6 |
| Globules nucléés (pour 100 leucoc.). | 1,50 | 1 | 1,50 |

En somme, rien de bien frappant comme modifications sanguines, sinon l'apparition de formes d'histolyse. Les mégaloblastes, et particulièrement les mégaloblastes polychromatophiles, sont peut-être un peu plus nombreux par rapport aux normoblastes. De plus, nous avons vu des normoblastes expulsant leur noyau. Mais pas de poussée normoblastique nette et pas de polynucléose (ce qui concorde d'ailleurs avec la baisse leucocytaire).

Nous avions pensé que, la moelle n'ayant pas réagi d'une manière visible, le malade ne devait retirer que peu de bénéfice de la radiothérapie. Néanmoins les séances hebdomadaires de radiothérapie furent continuées dans le service de M. Béclère à des doses plus faibles (6 H par séance réparties sur les épiphyses et le sternum). Aucune autre médication.

Pendant toute la durée du mois d'août et la première moitié de septembre, l'état du malade semble s'aggraver ; il est de plus en plus affaibli ; blotti dans son lit, il répond à peine ; des troubles digestifs apparaissent : il a quelques vomissements ; enfin il s'amaigrit notablement.

Ce n'est qu'à partir du 25 septembre qu'une amélioration semble s'ébaucher, puis se dessine nettement. Le teint est toujours très pâle, mais les forces reviennent en même temps que l'appétit ; le malade peut s'asseoir sur son lit, puis se lever et marcher. Il est pris, vers cette période, d'une véritable boulimie et engraisse de 6 kilogrammes en un mois. Pendant cette période, il présente de temps en temps des *douleurs osseuses* profondes, d'ailleurs peu caracté-

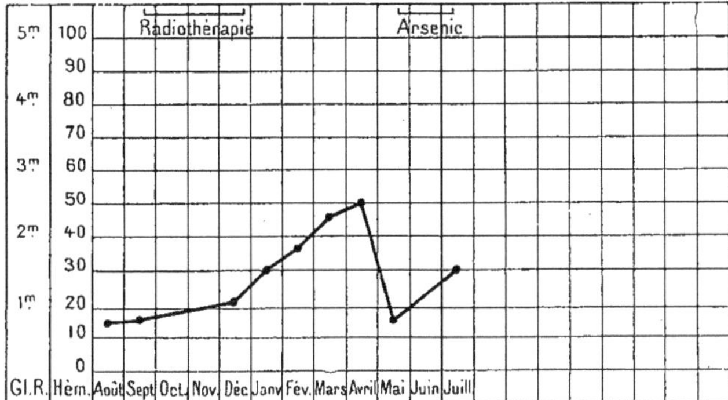


Fig. 21. — Anémie pernicieuse ; amélioration par la radiothérapie ; rechute (Obs. Vaquez et Aubertin).

risées. Il peut se lever, sortir au jardin, rendre quelques services dans la salle : le chiffre globulaire remonte progressivement à 2 500 000 (en avril) et, à ce moment, le malade se sentant suffisamment amélioré — bien qu'encore très pâle — sort de l'hôpital, essaie de reprendre ses occupations et même il se marie.

En mai, il rentre à l'hôpital, très affaibli (800 000 globules rouges) ; il est traité par l'arsenic, qui ne l'améliore que très lentement ; le chiffre globulaire remonte à 1 500 000 ; puis le malade sort de l'hôpital légèrement amélioré. Mais nous avons appris qu'il avait succombé au bout de quelques semaines.

Voici donc une amélioration qui semble bien causée par la radiothérapie, puisque aucun autre traitement n'a été employé. Mais il faut remarquer que cette amélioration n'a été que relativement tardive, et a succédé à une aggravation clinique et hématologique de l'anémie. Cette aggravation tient, selon nous, à la dose énorme de rayons absorbés à la première séance (18 unités H). Les rayons X ont produit immédiatement de l'hémolyse, puisque le chiffre globulaire, qui était aux environs de 800 000 avant la séance, est tombé quelques heures après jusqu'à 620 000 et qu'il était le surlendemain à 610 000. En ce qui concerne les leucocytes, la destruction est encore plus nette, ainsi qu'on peut le voir sur la courbe suivante où le chiffre leucocytaire ne commence à remonter que le surlendemain de la séance. Nous avions dépassé la dose et les effets destructifs des rayons X sur les globules rouges et blancs seuls étaient appréciables.

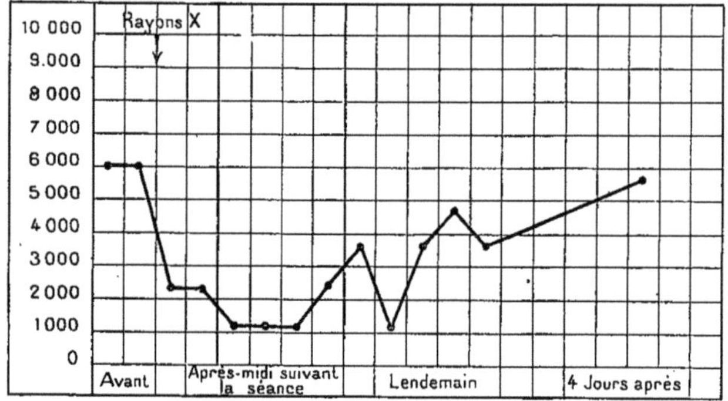


Fig. 22. — Anémie pernicieuse : baisse leucocytaire immédiate produite par une forte séance de radiothérapie (Obs. Vaquez et Aubertin).

Notre malade ne s'est pas moins amélioré, mais plus tardivement, et comme secondairement à cette grosse destruction globulaire, et seulement deux mois après, avec des séances moins fortes.

Dans un autre cas (1) qui concerne une anémie de 971 000 globules rouges chez une fillette de quatorze ans, anémie fébrile et probablement d'origine intestinale, sept séances de radiothérapie en un mois amenèrent une amélioration remarquable, non pas immédiatement, mais au bout de quelques semaines seulement. Ces applications avaient lieu sur la rate, le foie, le sternum et les épiphyses voisines des grosses articulations. Malgré l'état de faiblesse de la malade, ces applications étaient bien supportées, sans douleur sans fatigue, sans agitation consécutives ; chacune d'elles était suivie d'une chute de température qui se releva notablement après la première application, un peu moins après la deuxième, moins encore

(1) Vaquez et Laubry, *Soc. méd. des hôp.*, 13 juillet 1906, p. 767

après les autres. Parallèlement à cet abaissement thermique, on observa une amélioration assez notable, quoique lente, de l'état général, se traduisant par une tolérance plus grande pour les aliments, une dyspnée moins accusée, une disparition des nausées et des phénomènes anémiques (mouches volantes, amaurose, bourdonnements d'oreille), enfin les modifications sanguines (voir figure 23) qui aboutirent à une véritable convalescence.

Comme dans le cas précédent, d'ailleurs, une rechute survint l'année suivante : à ce moment, malgré la multiplicité des moyens thérapeutiques (arsenic, opothérapie médullaire, radiothérapie, désinfection intestinale, bouillon de bacilles paralactiques), l'anémie s'aggrava régulièrement — bien que l'état intestinal ait été amélioré — et la malade succomba avec 850 000 globules blancs.

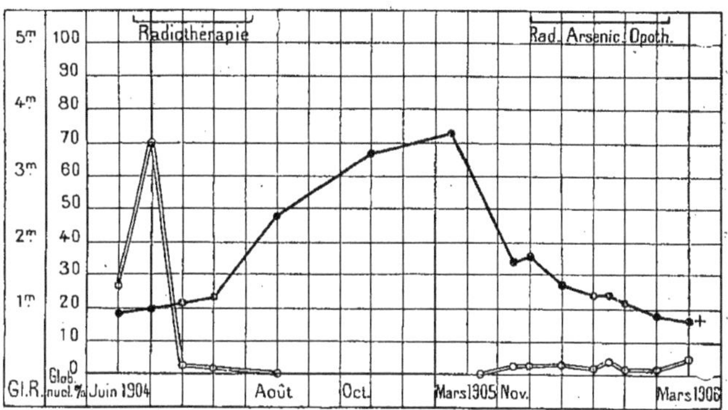


Fig. 23. — Amélioration par la radiothérapie ; rechute. Courbe des globules nucléés en trait double (Obs. Vaquez et Laubry).

Comment s'est produite l'amélioration due aux rayons X? Evidemment par une excitation de l'hématopoïèse et non par un arrêt du processus hémolytique. Ce qui le prouve, c'est l'augmentation énorme du chiffre des globules rouges nucléés (atteignant jusqu'à 80 p. 100 avec apparition de mégaloblastes et de formes en karyokinèse) qui suivit les premières séances de radiothérapie. Cette poussée de globules nucléés s'accompagna d'une forte leucocytose, les polynucléaires passant de 53 à 80 p. 100 : elle précéda la rénovation globulaire au cours de laquelle le chiffre des cellules rouges retombait à 2 ou 3 p. 100, chiffres habituellement observés dans l'anémie pernicieuse. Et, si nous examinons l'état du sang au moment de la rechute (novembre 1905, voir la courbe), nous constatons que, malgré les traitements multiples employés alors, le chiffre des globules à noyau reste aux environs de 2 ou 3 p. 100 et que, par conséquent, la déglobulisation poursuit régulièrement son œuvre.

Conclusion pratique : lorsque l'on institue le traitement par les rayons X, il est bon de faire des examens répétés sur lames sèches pour rechercher la poussée de globules nucléés. Si celle-ci se produit, il y aura amélioration ; si le chiffre des cellules rouges ne varie pas, le pronostic est mauvais. Ce sont, en somme, les mêmes règles que pour l'opothérapie médullaire (1).

Cette accentuation de la réaction myéloïde du sang par la radiothérapie a été mise en évidence par Rénon et Tixier qui ont montré, dans un cas d'anémie pernicieuse légèrement amélioré par cette méthode (de 790 000 à 920 000 seulement), que chaque séance était suivie d'une augmentation du taux des hématies nucléées (de 4 à 8 p. 100, de 5 à 9 p. 100), des myélocytes et des éosinophiles. Ces phénomènes rappellent ceux qui ont été signalés expérimentalement par Aubertin et Beaujard en irradiant un segment de membre chez le lapin à moelle active.

Lorsque cette réaction ne se produit pas (absence de polynucléose, ou tout au moins de myélocytose, et surtout absence de poussée d'hématies nucléées), on peut prévoir que l'amélioration sera nulle ou insignifiante. C'est ce qui s'est produit dans l'observation de Courtois-Suffit et M. Ferrand, dans laquelle les auteurs ont étudié comparativement l'effet de l'arsenic, de l'opothérapie et de la radiothérapie dans un cas d'anémie pernicieuse. Chez cette malade, les séances n'étaient suivies ni de leucocytose, ni de polynucléose (il y avait au contraire leucopénie et baisse des polynucléaires), ni de poussée d'hématies nucléées ; il y avait à peine une légère myélocytose. Aussi l'amélioration fut-elle absolument nulle et le chiffre globulaire tomba de 1 130 000 à 550 000, malgré six séances de 3 unités H chacune.

Voici maintenant une observation inédite, due à M. Beaujard, et qui concerne une anémie cryptogénétique assez sévère, puisque le chiffre globulaire était au-dessous de 2 millions et que le sang présentait un certain degré de mononucléose. Le seul traitement employé fut la radiothérapie, le malade continuant de travailler d'un métier pénible dans des conditions hygiéniques défectueuses. La guérison complète n'en survint pas moins, et se maintenait trois ans plus tard.

(1) Et il faut remarquer qu'ici encore l'apparition de *mégaloblastes*, absents jusqu'ici, est, contrairement à l'opinion classique, d'un pronostic plutôt favorable.

Homme de trente-trois ans surmené et présentant des troubles digestifs depuis deux ans ; affaiblissement progressif ; pâleur, amaigrissement ; de plus, crises d'acroasphyxie avec ulcérations au niveau des quatre doigts de la main, des oreilles et du nez. Pas de subictère; rate perceptible à la percussion.

Globules rouges : 1 900 000 sans hématies nucléées ; 53 p. 100 de polynucléaires ; pas de myélémie. Hémoglobine : 40 p. 100.

On commence en février 1906 la radiothérapie, à l'exclusion de tout autre traitement, le malade continuant à travailler.

Du 11 février au 1er avril, M. Beaujard fait sept séances de trois ou quatre applications de 2 à 3 H chacune, au niveau des

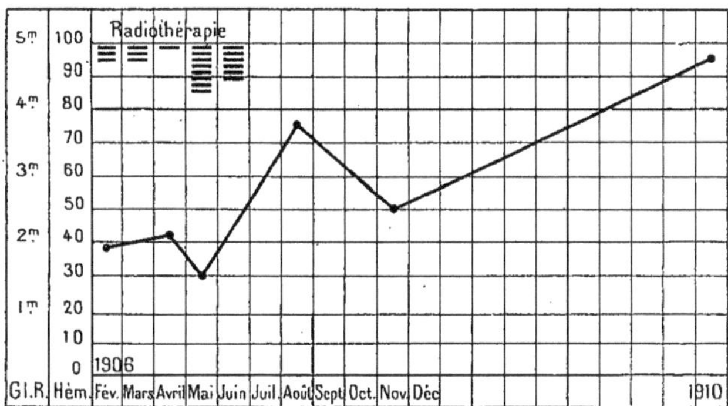


Fig. 24. — Anémie pernicieuse : radiothérapie (Obs. Beaujard).

divers segments osseux. Amélioration de l'état général, diminution de la cyanose. Globules rouges : 2 100 000 avec augmentation du taux des polynucléaires.

Un mois après, le malade revient plus pâle et plus anémique (1 500 000 globules rouges avec mononucléose). On reprend le traitement avec des séances bi-hebdomadaires. Treize séances sont faites du 9 mai au 30 juin. Deux mois après, le chiffre globulaire était de 3 770 000.

Le malade revient en novembre ; son état général est bon, son poids a passé de 56 à 62 kilogrammes, mais les hématies sont à 2 545 000 avec augmentation notable de la valeur globulaire (90 au Tallqvist). Pas de nouveau traitement.

Trois ans après (janvier 1910), le malade a encore gagné 12 kilogrammes; l'état général est excellent : le chiffre globulaire est de 4 800 000 avec 100 d'hémoglobine et 5 000 globules blancs. Les troubles d'acroasphyxie ont disparu.

Il est intéressant de noter que l'amélioration a été peu sensible durant les deux premiers mois où les séances furent peu nombreuses ; que le chiffre globulaire retomba au-dessous du chiffre primitif après l'interruption du traitement en avril ; et qu'enfin, le traitement ayant été repris à doses plus fortes en mai et juin, l'amélioration se dessina nettement et rapidement (voir la courbe figure 24).

En somme, dans les anémies graves, la radiothérapie est efficace ou non, selon que la moelle est ou non capable de réagir. C'est une méthode thérapeutique qui semble agir à la manière de l'arsenic, en produisant une réaction à la destruction sanguine. Elle mérite d'être employée en même temps que l'opothérapie médullaire, mais elle reste une méthode d'exception.

**Résultats dans les anémies moyennes.** — Dans les anémies d'intensité moyenne (de 2 à 3 millions), la radiothérapie a été plus rarement essayée, car on possède, pour lutter contre les anémies, des moyens thérapeutiques plus connus et plus simples.

Pourtant M. Grego (de Gênes) a publié en 1907 l'histoire de deux malades atteints de neurasthénie grave avec chloro-anémie chez lesquels il pratiqua des irradiations d'abord quotidiennes, puis espacées de trois en trois jours, au niveau de la région splénique et des os longs des membres, en filtrant les rayons à l'aide d'une bande de diachylon doublée de coton hydrophile, de façon à protéger la peau, tout en faisant absorber aux organes profonds une dose de 2 1/2 H par séance. Au bout de trois semaines environ de ce traitement, à l'exclusion de toute autre thérapeutique, les chiffres globulaire et hémoglobique du premier malade étaient montés de 3 200 000 à 4 600 000 et de 68 à 86 p. 100, et ceux du second de 3 800 000 à 5 000 000 sans augmentation corrélative de la teneur en hémoglobine. Chez une autre malade, atteinte d'anémie consécutive à des métrorragies profuses, le chiffre globulaire passa de 2 900 000 à 4 200 000 et l'hémoglobine de 56 à 70 p. 100. Il faut faire remarquer que ces résultats ont été obtenus sans produire aucune baisse sensible des globules blancs qui restèrent toujours aux environs de la normale.

**Technique.** — Elle est à peu près la même que celle qu'on emploie dans le traitement de la leucémie myéloïde, lorsqu'on irradie les extrémités osseuses. C'est surtout au niveau des genoux, de la région tibio-tarsienne et tarsienne, des épaules et des coudes qu'on fait porter les irradiations. On peut aussi irradier la région sternale.

La filtration est la même (2 à 4 millimètres d'aluminium); elle a une très grande importance, d'autant plus que les rayons peu pénétrants ou demi-pénétrants, étant de toute façon arrêtés par la coque osseuse, n'ont aucune action utile, alors qu'ils ont certainement une action nocive sur la peau.

Mais les doses devront toujours être moins fortes ; nous avons vu, par l'exemple de notre première observation, qu'une irradiation trop brutale pouvait produire une aggravation temporaire de l'anémie ; aussi ne devra-t-on employer que des doses de 2 à 3 unités H, représentant d'ailleurs une quantité absorbée par la moelle beaucoup plus faible que lorsqu'on irradie la rate leucémique qui est située presque immédiatement sous la peau et absorbe les rayons de moyenne pénétration.

## THORIUM X.

Le thorium est un métal connu depuis Berzélius, utilisé déjà dans la fabrication des manchons Auer, et dont Curie a montré le pouvoir radio-actif.

On l'utilise en thérapeutique sous deux formes : le *mésothorium*, qui possède à peu près les mêmes propriétés que le radium et qu'on utilise de la même façon, surtout sous forme de plaques ou de tubes de verre, avec ou sans filtres ; le *thorium X*, qui a l'avantage d'être soluble et qui a déjà été employé dans les maladies du sang.

Malheureusement, si le pouvoir radioactif du thorium X est considérable, son activité est très brève : en effet, cette activité augmente d'environ 20 p. 100 pendant le premier jour après sa production, puis diminue très vite, de sorte que, vers le troisième ou quatrième jour, il a perdu la moitié de son activité. Or, comme il n'est jusqu'ici fabriqué que par une maison de Berlin, son application en France est pratiquement entourée de grandes difficultés.

Il est livré en solution dans du sérum physiologique, de telle sorte que 1 centimètre cube de cette solution renferme 1/100 000 de milligramme de thorium X, représentant une activité de 1 000 000 d'unités électro-statiques Mache. On l'emploie en injections sous-cutanées et intraveineuses, en boisson, en bains, en inhalations. Le thorium ainsi introduit dans l'organisme se fixe presque tout entier sur les tissus, et c'est surtout sur la moelle osseuse que se fait cette fixation. Expérimentalement, il produit une destruction rapide des leucocytes et, à forte dose, une dégénérescence hémorragique de la moelle osseuse.

Aussi le thorium X a-t-il été employé avec succès dans les leucémies, où ses effets sont analogues à ceux de la radiothérapie.

Étant donné que toute substance destructive, donnée à petite dose, a une action stimulatrice, il devenait logique d'employer de petites doses de thorium X dans le traitement des anémies graves ; c'est ce qu'ont fait Plesch, qui a obtenu en vingt-trois jours une amélioration considérable (de 390 000 à 3 millions), et Bickel, qui a constaté également une rémission extrêmement rapide. Plesch reconnaît d'ailleurs que le thorium X n'agit pas sur la cause même de l'anémie, car les récidives sont la règle. Bickel préfère l'ingestion à l'injection intraveineuse (50 000 unités Mache à prendre en trois doses une heure après les repas). Mais Klemperer a montré que le thorium X, qui pouvait rendre des services dans les premières attaques d'anémie pernicieuse, était absolument impuissant au moment des rechutes (1).

Lazarus s'est servi également de l'*actinium X* qu'il a employé en ingestion et en injections intramusculaires ; il a obtenu des résultats analogues et un de ses malades a pu monter de 1 300 000 à 6 500 000 avec amélioration de l'état général, de l'appétit et du poids du corps.

## SPLÉNECTOMIE.

La splénectomie, qui était pratiquée couramment dans la maladie de Banti, a été tentée, assez récemment, dans l'ictère hémolytique splénomégalique. Cette opération ayant donné de bons résultats, et cela même dans des cas d'ictère hémolytique avec anémie assez marquée, Eppinger, pensant que la rate était le siège d'une hémolyse exagérée, fit faire la splénectomie dans deux cas d'anémie pernicieuse avec un succès immédiat incontestable.

Puis Decastello fit enlever la rate d'une femme atteinte d'anémie avec ictère récent, tuméfaction de la rate et du foie, hémorragies rétiniennes et œdèmes. Le chiffre des globules était de 750 000, leur résistance était diminuée. Après l'opération, l'ictère augmenta d'abord, puis il disparut complètement au bout de dix jours, et l'état du sang ainsi que l'état général s'améliorèrent rapidement. Un cas analogue (un million avec mégaloblastes) a été rapporté par Mosse. Dans ces deux cas, cependant, il existait du subictère, la rate était grosse, la résistance globulaire était diminuée. Le diagnostic d'ictère hémolytique peut donc être discuté.

De leur côté, MM. Klemperer et Hirschfeld avaient observé en 1912 un malade atteint d'anémie splénique avec

(1) Cf. discussion à la *Soc. de méd. berlinoise*, 19 juin 1912.

2 500 000 globules rouges et chez lequel la splénectomie avait amené non seulement un retour du chiffre globulaire à la normale, mais même une polyglobulie progressive atteignant successivement 7 230 000, 5 900 000, 6 320 000, 8 100 000, avec 125 p. 100 d'hémoglobine. Rapprochant ces cas de ceux déjà publiés par Eppinger et Mosse, ils traitèrent par la splénectomie trois malades atteints d'anémie pernicieuse.

Dans le premier cas, une femme de trente-neuf ans, anémique à 950 000 et dont l'état allait en s'aggravant malgré les injections de thorium X, fut opérée par Muhsam. La splénectomie fut bien supportée : le lendemain, le chiffre leucocytaire, qui était la veille de 5 400, montait à 21 000 ; le taux des polynucléaires, qui était de 34 p. 100, montait à 87 p. 100 ; enfin des normoblastes et des mégaloblastes apparaissaient en quantité notable dans le sang. L'état général s'améliora progressivement et, deux mois après, le chiffre globulaire était de 1 730 000.

Dans le second cas (anémie de 1 100 000 avec forte urobilinurie) la splénectomie amena une amélioration progressive de l'anémie (2 680 000 au bout de deux mois) et une disparition presque complète de l'urobilinurie.

Dans le troisième cas, la malade succomba à une bronchopneumonie quelques jours après la splénectomie.

Il est à remarquer qu'à la suite de la splénectomie les globules nucléés apparurent dans le sang en quantité considérable, comme si l'ablation de la rate déterminait, chez les malades atteints d'anémie grave, une très forte irritation de la moelle osseuse.

Ainsi comprise, la splénectomie n'agirait pas autrement que les autres procédés thérapeutiques excitateurs de l'hématopoïèse ; ajoutons qu'elle n'agirait pas mieux que ces derniers.

En effet, la théorie qui attribue l'amélioration à la suppression de la cause déglobulisante, en l'espèce la rate, est difficile à soutenir, et Eppinger a dû convenir qu'il n'avait pu trouver d'hémolysine dans les rates chirurgicalement enlevées à ses malades.

Les auteurs allemands qui considèrent la splénectomie comme un moyen thérapeutique radical font remarquer qu'avec l'amélioration du chiffre des hématies elle amène une modification de l'aspect microscopique des globules rouges et l'atténuation du caractère dégénératif du tableau hématologique. Est-il besoin de faire remarquer que c'est là un raisonnement qui n'est plus soutenable depuis que nous avons montré que les prétendus caractères « dégénératifs » étaient en réalité des caractères de régénération à peine troublée, et que ces modifications histologiques des globules rouges disparaissaient toujours quand l'anémie s'améliorait, quitte à reparaître à la première rechute.

Aussi considérons-nous la splénectomie comme un des moyens de provoquer une poussée réparatrice, et non comme un moyen capable de supprimer la cause déglobulisante, en l'espèce la rate. Ce qui le prouve, c'est que les améliorations observées jusqu'ici n'ont jamais été définitives.

Cependant il n'est pas sans intérêt de remarquer que, contrairement à ce qu'on pense généralement, une intervention aussi importante que la splénectomie peut être pratiquée, sans risque de mort rapide, chez des malades dont le chiffre globulaire est tombé au-dessous de un million et qui sont évidemment des plus fragiles. Le syndrome anémie n'est donc pas aussi grave, au point de vue des résultats immédiats de la splénectomie, que le syndrome leucémie, puisque, en règle générale, on voit des leucémiques en bon état apparent, améliorés préalablement par la radiothérapie, succomber dans les vingt-quatre heures qui suivent la splénectomie, tandis que des anémiques opérés *in extremis* supportent cette opération et peuvent même s'améliorer progressivement ensuite.

Nous pensons néanmoins qu'on fera bien de s'abstenir lorsqu'il existera des phénomènes hémorragiques marqués ; cependant les hémorragies rétiniennes ne constituent pas une contre-indication.

### Résultats généraux.

Quel que soit le moyen thérapeutique employé, ou plutôt les moyens thérapeutiques employés, on ne devra pas oublier que les résultats *ne dépendent pas de l'intensité de l'anémie* et qu'un chiffre très bas de globules ne doit pas faire abandonner tout espoir.

Par contre, la *formule sanguine* a une importance très grande : forme aplastique : aucun espoir ; forme plastique ou commune : tous les espoirs sont permis, même si l'anémie est intense, même si le chiffre des globules à noyau est très faible.

Enfin, il est une notion fondamentale : les *rechutes* sont d'une gravité beaucoup plus grande que les premières attaques, et cela même si le chiffre globulaire est moins bas que lors de la première atteinte. Une première rechute peut cependant guérir, si toutefois on la traite avant que le chiffre globulaire ne tombe à 1 million. Une seconde rechute ou une troisième pardonne rarement, quelle que soit la thérapeutique employée ; on cite pourtant des malades qui n'ont succombé qu'à la quatrième ou cinquième rechute : ces cas sont exceptionnels. Aussi ne doit-on jamais perdre de vue les malades considérés comme guéris, afin de prévoir la rechute, et de les traiter le plus tôt et le plus énergiquement possible (1).

Nous avons, faute de place, réduit les indications bibliographiques aux travaux les plus importants. Pour la plupart des observations citées, nous avons seulement indiqué l'année de leur publication : on n'aura qu'à se reporter aux *Archives des mal. du Cœur, des Vaisseaux et du Sang* publiées depuis 1908, pour en trouver l'indication exacte et souvent l'analyse. Les observations sans date concernent des faits inédits.

# TABLE DES MATIÈRES



9128-14. — Corbeil. Imprimerie Crété.

www.ingramcontent.com/pod-product-compliance
Ingram Content Group UK Ltd.
Pitfield, Milton Keynes, MK11 3LW, UK
UKHW020304220726
13923UKWH00003B/1002